自律神経が弱っている人の8割は首がこっている

西日本整体学院 学院長
青坂一寛

宝島社

はじめに

近年、頭も痛ければ耳鳴りもし、気分は落ち込み、体中が重だるい……そんな「不調のデパート」のような患者さんが増えています。

健康に関するテレビ番組が増えたり、健康志向も高まっているので、患者さん自身わかっていることが多いのですが、そういった状態は多くの場合、自律神経がうまく働かなくなっている**「自律神経失調症」**です。

生きるために不可欠な働きをたくさん行っている自律神経が乱れると、実にさまざまな不調があらわれます。

しかし自律神経の働き度合いは数値で測ることができません。それができないからこそ、西洋医学では自律神経をうまく扱うことができないのです。

そのため不調を抱えて病院を渡り歩いても「異常なし」と診断され、治療もしてもらえずに苦しむか、眠れないのなら睡眠薬、頭が痛ければ鎮痛剤というように、症状を抑えるだけの薬が処方され、延々と飲み続けるはめになるのです。

私からいわせれば、そのような患者さんはまったく**「異常なし」ではありません。むしろ「大あり」です。**

精神的な不調を含め、あちこちがつらいという患者さんはおしなべて、筋肉が硬くなり全身がコチコチになっています。

そのような患者さんに施術をしながら気がついたのは、**特に首に強いこりがある**ということです。

ご本人はつらい不調が多過ぎて、首のこりまで気づいていない、もしくは大したこりだと思っていない方がほとんどですが、**私の見立てでは自律神経失調症と思われる患者さんの9割は強い首こりがあります。**

そしてこの首こりをほぐしていくと、さまざまな不調も軒並み改善していくのです。

ただし、このようになってしまった方の首こりは根深く、私が施術を行っても1回では解消できない場合もあります。しかし、何回か通うとなると経済的な負担もかかりますし、通うだけの時間がない方もいます。

そのため、**せっかくよくなるのに、もしくはよくなりかけているのに施術を受けるのを止めてしまう**人もおり、とても歯がゆい思いをしてきました。

そこで考案したのが、本書で紹介する**「首こりほぐし」**です。

首がこっている人は、肩もこっています。さらにたどると腕や手のこりが影響していることがほとんどです。

「首こりほぐし」では首こりとともに肩と腕や手のこりもしっかりほぐしていくので、首のこりが根本から解消され、また、再びこりにくくできます。

首のこりがほぐれていくにつれ、つらい症状もみるみる消えていくでしょう。

はじめに断っておきますが、「首こりほぐし」は「たった1分」とか「10秒押すだけ」といった手軽なものではありません。

きっちり全部を行えば10分はかかるでしょう。しかし、**効果には絶対的な**

自信があります。

ですから10分という時間をかけてでも本気でよくなりたいという人にはおすすめです。

自律神経失調症は放っておくと症状が深刻化したり、不調が増えていくことが少なくありません。特に病院の診断とご自身の症状に距離感を感じたことがある方は、「首こりほぐし」の結果に大いなる満足を感じていただけると信じています。

本書を手にとっていただけたのなら、ぜひすぐにでも始めて、心身に悩みのない状態を取り戻してください。

青坂一寛

目次　自律神経が弱っている人の9割は首がこっている

第2章 どうして首こりが自律神経に大きなダメージを与えるのか……31

第3章 高血糖や高血圧……その不調にも首こりが影響しているかも！……49

第6章 バランスを崩さないための自律神経調整法

第7章 成功体験談「私も首をほぐして自律神経がよくなった!」……167

第1章

検査をしても「異常なし」
こんな症状は首こりが
原因の可能性大！

疲れがとれない、やる気がしない、病気らしくない厄介な病気

病気には病気だとわかりやすいものと、わかりにくいものとがあります。

わかりやすいものの代表はたとえばインフルエンザです。高熱というわかりやすい病気のサインがあり、さらに病院に行って検査をすればウイルス反応がでるので疑いようがありません。

しかし、いくら寝ても疲れがとれない、気力がわかないといった症状は、なかなか病気とは思われません。病院に行っても多くの場合「異常なし」という結果がでるで

しょう。

検査で異常なしだったからといって、症状が軽くなるわけではもちろんありません。しかし、インフルエンザなら優しくしてくれる周囲の人達も、異常なしの結果がでればそうそう親切にはしてくれません。何とか平日は仕事や家事をこなし、やっと訪れた休日はどうにも起き上がれずに横になっていても「怠けている」と思われてしまいます。

さらに厄介なのは異常なしという結果がでることで、自分自身を責めるようになってしまうことです。

「同僚は同じぐらい仕事をしているのに、休日はちゃんと家族サービスをしている」

「仕事の後はくたくたで大した食事も作れないが、ママ友はみな凝った手料理を作っている」

などなど。その結果として

「頑張りが足りないのではないか」

「こらえ性がないのではないか」

と自己嫌悪に陥るのです。

数値にあらわれない不調は自律神経の変調から起こる

しかし、本人がつらいと思っていれば、健康とはいえません。それが証拠に「病気」を辞書で引いてみてください。日常生活を妨げる不快感や不調といった状態は病気と呼ぶと書いてあるはずです。

自分がつらいと感じたら、それはもう病気なのです。

病院で検査をしても異常がなかったのは、診てもらう医療機関が合わなかっただけのことです。

西洋医学というのは器質的な変異を治すことを得意とする医学です。胃に穴があいていれば塞ぐ、がんができていれば切り取る。そういったことには優れた結果をだします。

しかし、数値にあらわれない不調、見ても原因がわからない不調には手がだせません。だしようがないのです。

では、こういった不調は、どこに変調をきたしているのでしょうか。それは多くの場合、自律神経です。

自律神経は心臓を動かして血液を全身に送るとか呼吸をする、暑くなったら汗をかくといった生きるために重要なことを、その名の通り「自律して」行っている神経です。

とてもたくさんの仕事をしているため、**自律神経が変調をきたすと、さまざまなところに不調が起こります**。たとえば唾液がでにくくなって口の中が乾くドライマウスと手足が冷える冷え性では、症状に何ら関連性がなさそうに感じますが、「自律神経の乱れ」という根っこは同じ。

体調を崩すと、みるみるあちこちに不調があらわれることがありますが、それも多岐にわたって働いている自律神経が乱れているからなのです。
つまり逆にいえば**たくさんの不調があらわれていても、根っこである自律神経を整えていけば、すべて快調へと向かっていきます。**

自分自身が自律神経失調に悩む中で試行錯誤

実は、私自身もひどい自律神経失調症に悩んだ1人でした。

元々私はまるっきり健康だったというのは子供の頃の短期間だけというぐらい、虚弱体質でした。

それゆえ我慢強かったともいえるのですが、30代ぐらいになると、どうしようもない倦怠感に襲われるなど、体調はどんどんと悪くなっていきました。

ホームドクターに診てもらっても「お前は病気のデパートだけど、原因はさっぱりわからん」といわれるだけ。

それでも私は整体の仕事が忙しかったため、本腰を入れて原因を探るということもしませんでした。そのため体調はひどくなる一方で、施術と施術の合間には、施術用のベッドの横にダンボールを敷いて寝ていなければならないほどでした。

そして50代になると、そのようなどうしようもない倦怠感に加えて、抑うつ症状もひどくなっていきました。

発作的に強い抑うつ症状に襲われる時は、自分でも「くるな」とわかるのですが、運転している時だと大変恐ろしいのです。ハンドルをきれば簡単に死ねてしまうのですから。

ある時も運転中にそのような発作に襲われる予感がして、何とか車を止めて休み、やり過ごしたのですが、どこをどう通って帰ったものだか、まったく記憶もないのです。ただ山の一面に花が咲いていたなというおぼろげな記憶だけしかありません。しかし、再びその道を通ってみると、花などまったく咲いてもいないのです。

うつ病だけでなく、統合失調症も患っていたのかもしれません。

そんなこともあり、いよいよ本格的に病院で診察を受けたところ、重度の糖尿病だということがわかりました。

糖尿病に関しては、第3章で詳しく紹介しますが、結果からいうと**私は糖尿病もうつ病も整体で筋肉をほぐすということだけで治しました**。

うつ病は西洋医学にも頼りましたし、本当に色々試しましたが、まったくよくならず10年以上も苦しんだのです。

「死にたい」とばかりいっていたので、離れていった弟子もいました。

結局、色々試した結果、うつを治せたのはやはり整体でした。

私の整体はアメリカで考案され、日本で発展した二点療法というメソッドを自分なりにアレンジしたオリジナルです。二点療法というのは、痛みがある場所＝治療点を押さえながら、関連する筋肉＝関連筋をもみほぐすことで痛みをやわらげていくという方法ですが、すべての痛みや不調に対し、関連筋がわかっているわけではないため、それを試行錯誤しながら見つけていき、現在があります。

つまり私がうつに苦しみ始めた頃には、どうすれば自律神経、ひいてはうつがスッキリよくなるかということはまだわかっていなかったのが、ようやくこのように首をほぐせば劇的によくなるということがわかり、私自身も回復していったのです。

私は**自律神経失調が進んでいくと、糖尿病もうつ病も深刻になっていく**と考えています。

そうなっていくと治るまでに時間もかかり、何といっても自分自身もつらくなりますので、不調といえるうちに、ぜひしっかりと治していってください。

また、あなたが今、うつに悩んでいるのだとしたら、どんなに暗い言葉でも発することが大切です。私は「死にたい」という言葉を繰り返すことで、つらい思いを外にだすことができたからこそ、何とか仕事が続けられ、また、治したいという気持ちを持ち続けることができたのです。

自律神経にはブレーキとアクセルがある

自律神経が乱れる原因を説明するために、自律神経のメカニズムを簡単に説明しましょう。

自律神経には交感神経と副交感神経とがあります。

交感神経は興奮の神経で、車でたとえるならアクセル。交感神経が優位になると脳に血液が集中し、血圧が上昇。筋肉が緊張して瞳孔も開きます。

一方、副交感神経はリラックスの神経で、車でたとえるならブレーキ。交感神経とはまったく反対の働きをするので胃腸に血液を集めて消化吸収を行ったり、血圧を安定させたり、心身ともにリラックスさせます。

交感神経と副交感神経とが必要に応じてバランスを変えて働くことにより、人間は効率よく暮らしています。

自律神経があるからこそ、私達は生きながらえてこられたともいえます。

たとえば私達がまだ狩猟によって生きていた頃。狩りにでて大きな獣にでくわすと自律神経はアクセル全開、つまり交感神経を強く働かせます。相手のささいな動きまで見逃さないように瞳孔が開き、頭に血液を集めて脳をフル回転させることで対処法を考え、即座に動けるように筋肉をスタンバイさせておきます。

そして見事、獲物をとらえて住処にたどり着き食事をすると副交感神経が優位になり、胃腸にも血液が集められて消化吸収を行うとともに血圧や心拍数が下がり、筋肉も弛緩《しかん》してやがて眠りにつくのです。

このように自律神経は主に日中は交感神経が優位に、夜は副交感神経が優位になるのが普通です。

また、このような大きな動きをしながらも、仕事を始めると交感神経が上がり、食事をすると消化のために副交感神経が上がるというように、状況に合わせても変動しています。

しかし、**ブレーキやアクセルのどちらかが壊れてしまうことがあります。それが自律神経失調症**。ブレーキが壊れている車など怖くて乗れませんし、アクセルが壊れていたらそもそも動きません。自律神経が乱れると、そんな状態になってしまうのです。

どちらかというとブレーキが壊れてしまい、アクセルばかりになってしまった暴走車のほうが多いように感じます。つまり、副交感神経が働きづらくなり、交感神経優位が続いている状態です。

えっ、こんな症状も？
自律神経が乱れるとさまざまな不調が

ブレーキとアクセルどちらかが壊れれば、もちろんさまざまな問題が起こってきます。自律神経が乱れることで起こる不調を紹介しましょう。あなたの不調もこの中にあるのではないでしょうか？

- **めまいや耳鳴りがする**
- **安静にしているのに突然心臓がドキドキして苦しくなる**
- **便秘や下痢、もしくは便秘をしたかと思うと下痢をする**
- **だるくてすぐに横になりたくなる**
- **夏でも手足が冷たい**
- **脚がむくんだり、だるくなる**
- **肩や腰などのこりが慢性化している**
- **十分に寝て起きても疲れが残っている**

・食べ物が飲み込みづらいことがある
・目が乾いてピリピリしたり、まぶしく感じる
・口の中が乾いたり、ネバネバして不快に感じる
・頭が痛い
・暑くても汗をかかない
・手足にだけ異様に汗をかく
・胃がもたれたり痛む
・寝つきが悪い、眠りの途中で目が覚める
・原因不明の微熱が続いている
・やけにイライラする
・理由もなく不安や焦りを感じたり、理由があっても必要以上に感じる
・何もする気にならない
・気分が落ち込む

イライラや落ち込みなども単なる心の問題ではない！

あなたが悩んでいる不調はありましたか？　3つ、4つなどと複数当てはまった人もいたでしょう。

多くは寝込むほどではないけれど、本人にとってはとてもつらいという症状です。たとえば便秘。何週間もお通じがないような場合、何をしていても楽しくない、何もしたくないという抑うつ状態にまでなっていきます。しかし、便秘に悩んだことがない人にとっては「たかが便秘」と思われがちで、悩んでいる人の深刻さとのギャップはとても大きいものです。

このように**自律神経が乱れると、QOL（クオリティ・オブ・ライフ＝生活の質）が大きく低下して、気分的な障害にまで発展してしまいます**。

自律神経失調症にメンタルのトラブルが多いのはそういった理由もあるのです。

イライラする、気分が落ち込むといったことは、心の問題だと思われがちです。そのため気分を切り替えるといったことで、何とか対処しようと努力する人も少なくありません。しかし、自律神経が整わなければ、気持ちが上向いてもすぐに元に戻ってしまいます。

そもそも落ち込んだりイライラした時に、「イライラするのは止めよう」「落ち込むのは止めて明るいことを考えよう」としたところでうまくはいきません。結局、うまく気持ちを切り替えられなくて自己嫌悪に陥り、さらに落ち込んだりイライラするという悪循環に陥るだけです。

一流のアスリートが時間をかけてメンタルトレーニングを受けても時にはうまくいかないぐらい、心というのはコントロールが難しいものです。

特に体が疲れている、弱っているというような時は、心に働きかけても前向きになることはできません。たかだか風邪でも高熱があれば、知らず知らずのうちに涙がでてきたり、心細くなったりするもの。それだけ**心は体の状態に引っ張られやすい**のです。

ですから自律神経のアンバランスが原因の場合はもちろんですが、そこまでいかなくても心を整えたいのなら、体の状態を整えるほうが効果的だと私は思います。

精神科や心療内科で治療を受けるという手もありますが、先にもいったように自律神経失調症は西洋医学では対処できません。もちろん眠れなければ睡眠薬を、不安感があれば抗不安薬をというように、症状をやわらげることはできます。しかし、それはつらい症状の一時しのぎに過ぎないのではないでしょうか。

大切なのはなぜ眠れなくなったのか、なぜ必要以上に不安になってしまうのか、その根っこの部分を整えてあげることであり、自律神経が失調しているのであれば、それを整えることです。

うつやパニック障害も自律神経が大きく関わっている

私は近年注目されている新型うつも自律神経の失調が原因と考えています。

新型うつというのは従来のうつよりも比較的症状が軽く、会社などを休むとすぐに症状がよくなるのですが、出社するとまた抑うつ症状がでるという新しいタイプのうつ病で、若い人を中心に患者数が増えています。

休んでいる間は体調がいいので療養休暇中に旅行にでてしまい、それが会社にバレてトラブルになるなど「根性なしのサボり病」のようにいわれることもあります。

この新型うつももちろん決してサボリ病などではありません。仕事を休むことでこちこちに固まったこりがやわらぐなどして自律神経が正常化したので元気になったのです。

しかし、働き方を変えない限り、復職すればまた自律神経が乱れて抑うつ症状がでるため、会社にくると具合が悪くなり、「会社イヤイヤ病」のように思われてしまうのです。
また、増加傾向にあるパニック障害も自律神経と深く関わっていると考えられます。
パニック障害の症状は自律神経失調症と大きくかぶっています。

・動悸《どうき》、脈が速くなる
・手の平などに異常に汗をかく
・息切れをしたり、息苦しくなる
・めまい、ふらつき
・のどに何かが詰まった感じがする

などなど。外にでられなくなったり、その場で動けなくなってしまうほどですから、症状はとても強いのですが、内容としては自律神経失調症とよく似ています。

また、パニック障害は暑くなると増加するといわれていますが、これは自律神経が乱れてくると体温調整がしづらくなる影響とも考えられます。

パニック障害はうつ病と同様に脳内のセロトニンなどの神経伝達物質が働きづらい状態となって起こると考えられており、うつ病を併発することもあります。

自律神経を整えると神経伝達物質の分泌も整いやすくなるので、薬だけに頼らず自律神経ケアも行ってください。

自律神経を整えて病気になりにくい体へ

子供でもない限り、人はだいたいいくつかの不調を抱えているものです。

それは疲れやすさであったり、気持ちが落ち込みやすいなど、病気でなくともつらい症状ですが、仕方がないと諦められていることがほとんど。「体質だから上手につき合っていくしかない」、と。

確かに疲れやすかったり、下痢をしやすいというような元々、虚弱体質な人もいます。しかし、生まれもっての体質の場合は、それが自分の中では当たり前であり、あまりつらいなどと意識しません。

しかし、**前よりも疲れやすくなった、不調の頻度が高くなった、もしくは症状が強くなったというように感じるのであれば、それは十分、自律神経を整えることで改善できる可能性があります。**

自然と逆らって生きる現代人は、普通に暮らしていても自律神経が乱れやすくなっています。また、加齢も影響します。

仮に今、特に自律神経に関わる不調を抱えていなかったとしても、自律神経をいたわる生活は健康を保つためにとても役立つでしょう。

第2章

どうして首こりが自律神経に大きなダメージを与えるのか

自律神経が弱っている人の9割は首がこっている

第1章で説明したように、自律神経を整えればさまざまなつらい症状は改善されます。

しかし、自律神経というのは「自律」して働いている神経ですから、意識的に働かせることができません。

では、どうやって自律神経に働きかければよいのでしょう。本書のタイトルにもなっていますから、もったいぶらずに種明かしをすると、それは首のこりをほぐすことです。

首には脳神経の「迷走神経」が通っています。なぜこのような名前がついているかというと、脳神経でありながら脳から腹部までと広範囲に分布しており、どのように広がっているかがわかりづらかったため。腹部のすべての内臓に分布するほど広い範囲をカバーしているとても重要な神経が迷走神経なのです。

実はこの神経は脳神経ですが、大部分が副交感神経。そのため迷走神経が首のこりによって圧迫されると、副交感神経の働きが悪くなってしまうのです。

また、首には交感神経の中継点である「星状神経節」もあり、痛みやストレスを感じると交感神経は過剰に働きます。

交感神経が過剰になると、血管が縮んで固く細くなります。そうすると血流が悪化するので、栄養や酸素が届きづらくなると同時に、老廃物の排泄《はいせつ》もしづらくなり、余計にこりがひどくなります。そしてさらに迷走神経や星状神経節を圧迫して、副交換神経の働きを鈍らせ、交感神経が過剰に働くという悪循環に陥ってしまうのです。

このように首は交感神経、副交感神経、双方にとって重要なパーツです。

重い頭を支えている首はこりやすいパーツ！

首は自律神経にとって要ともいえる場所ですが、こりやすい部位でもあります。まず細長くきゃしゃな構造で、5〜6キロもある頭部を支えなければいけないというのが一因です。

特にうつむき姿勢になると、首への負担は3倍にもなるといわれています。**自律神経は首の後ろ側に集中しているので**、その負担は自律神経に大きなダメージを与えます。

近年ではスマホやタブレットの使用時間が長くなったため、首こりに悩んでいる人も増えています。うつに悩む人が増えているのも、首こり人口増加と無関係ではないでしょう。

また、姿勢が悪くて首に負担をかけている人も少なくありません。人の体は5〜6キロもある頭を乗せて二足歩行をするという、不自然な構造をしています。しかし、本来であれば頸椎《けいつい》や脊椎のゆるやかなカーブによって、頭の重さが体に負担をかけずに地面に抜け、歩行の衝撃も頭まで伝わらないようになっています。

ところが姿勢が悪くなると頭の重さをうまく受け流せなくなり、起き上がっている間中、首や肩に負担をかけ続けることになるのです。

さらに姿勢が悪くなると肩が前にでて、腕の重さが肩に集中してかかることで、肩こりを起こしやすくなります。腕もかなりの重量があり、男性であれば片腕だけで3～4キロもあるといわれています。つねに3～4キロもある荷物をふたつもぶら下げていれば、こるのは当たり前です。

首がこっている人は、ほとんど例外なく肩もこっており、肩こりが首こりを起こしているというケースも多いのです。肩はこりを感じないという人もいますが、それはこり過ぎて感じなくなっているだけで、強いこりの元が潜んでいます。

つまり自律神経を整えるには首こりと同時に肩こりも解消していくことが必要になるのです。

首、肩こりの大きな原因は手先の疲れにあり

姿勢が悪く、頭の重さが負荷をかけているといったことも首、肩こりの原因ではありますが、手先の疲れが腕に伝わり、さらに首、肩をこらせていることも忘れてはいけません。

手先には細かい筋肉が集まっていて、それが連携して働くという、とても疲れやすい構造をしています。そしてその疲れをカバーすることで腕も疲れ、肩や首まで固まってしまうのです。

パソコンを多く使う人は、同じ姿勢をとり続けるといったことばかりでなく、キーボードを打つ、マウスを使うといった手先の細かい動きが肩、首の強いこりの原因になっています。

首、肩が強くこっているので、あまり気づいていない人が多いのですが、多くの人は腕もかなりこっています。マッサージに行き、もんでもらって初めてこっていたこ

とに気づいたという人も多いのではないでしょうか。

第4章で紹介しているエクササイズを行えば、そういった固**まっている一連の筋肉すべてをゆるめることができるので、終わったあとはとても体が軽く感じるはず**です。

内臓の不調が原因の肩こりには「足裏ほぐし」を併用

また、内臓のトラブルが肩のこりとなってあらわれている場合もあります。

そのような場合は足裏の反射区（45ページ）を刺激する「足裏ほぐし」でその臓器に対応する部位をほぐすようにしてください。

その後に第4章で紹介する「首こりほぐし」を行うと、こりの元からケアすることができるので、効率よく首こりも解消していけます。

●「足裏ほぐし」のポイント

1　ツボ押し棒を利用する

手で押すと力が入れにくく、また、疲れてすぐに止めたくなってしまうので、ツボ押し棒を利用します。１００円ショップにあるようなものでかまいません。なければふた先が丸くなっているボールペンなどで代用してもＯＫ。

2　マッサージクリームを塗って行う

皮ふを傷つけないためにマッサージクリームを塗布してから行ってください。ハンドクリームでもＯＫです。ジェルクリームのようなつけ心地の軽いものではなく、もったりと重いもののほうが向いています。

3　食後30分は避ける

食後は胃に血液を集めて消化を行います。その時間帯に反射区を刺激すると、反射区に対応する臓器に血液が集中し、消化不良を起こす可能性があるため、食後30分は刺激しないようにします。ただし第3章で紹介する血糖値を下げるための「足裏ほぐし」の場合は例外的に食後すぐに行います。

4　終わったら必ず白湯を飲む

足裏をほぐすことでできた老廃物や有害物質を、速やかに尿として排出するために、刺激をした後はカップ1杯（約200ミリリットル）の白湯を飲んでください。甘い飲料でなければお茶や水でもかまわないのですが、体へのやさしさを考えると白湯が理想的です。なお、続けて「首こりほぐし」を行う場合は、それが終わってから飲んでください。

5　我慢できるギリギリの痛さを目安に

反射区を刺激する時はいすに腰かけ、片方の足に反対の足を乗せた状態で行います。反射区にツボ押し棒を当て、我慢できるギリギリの痛さを目安に押して刺激しましょう。1箇所につき50～100回押します。

●左肩がこる人は胃および脾臓《ひぞう》に注意

胃の調子が悪い場合は胃痛や胃もたれといった症状が起こりやすいので、自覚しているのではないでしょうか。脾臓は胃と一体となって働いている臓器で、食べた物の消化や吸収を行っています。自分で脾臓が不調だとか疲れていると感じている人はほとんどいないと思いますが、胃は脾臓によって支配されていると考えられており、胃が悪い人は脾臓も不調を起こしています。

また、脾臓が不調を起こしていると以下のような症状が起こりやすくなります。

（虚弱体質な人の場合）

・唇の色が悪くなったり、ツヤがなくなったりする

・甘い物が欲しくなる

・胃腸にガスがたまって膨満感を感じる

・むくみやすくなる
・下痢が続く

（筋肉質や固太りで体力がある人の場合）
・内臓が痛む
・不規則に食欲が起こる
・唇が硬い感じで赤っぽくなる
・太る
・便秘になったり、ひどくなったりする

●右肩がこる人は肝臓に注意

体にとって有害な物質を分解してくれたり、体の防衛にも関わっている働きものの肝臓。肝臓は我慢強く、不調を起こしていてもしばらくは何の症状も起こさないため、「沈黙の臓器」と呼ばれています。

そのため肝臓の症状があらわれる頃にはかなり病気が進んでいることもあるので、肩こりなどのサインを見逃さずに早めにケアしていくことが大切です。
肝臓が不調を起こすと、以下のような症状が起こりやすくなります。

（虚弱体質な人の場合）
・めまい
・皮ふの乾燥
・イライラしたり、臆病になったりする
・首を上下させにくくなる
・酸っぱいものが欲しくなる
・胸部や腰部の痛み

（筋肉質や固太りで体力がある人の場合）
・目が赤くなり疲れやすくなる

・不眠症
・興奮しやすくなる
・極端に性欲が増す
・短気で怒りっぽくなり、大声で怒鳴ったりする
・口の中が苦くなる

●両肩がこる人は腎臓に注意

血液を濾過《ろか》して老廃物や塩分を尿として体外に排泄してくれるという働きは知られていますが、実は腎臓は体の生命力の源。腎臓が元気だと元気、気力がわいてきて、病気にもなりにくいのです。

腎臓が不調を起こすと、以下のような症状が起こりやすくなります。

（虚弱体質な人の場合）
・腰や臀部《でんぶ》、太ももの痛み

・根気がなくなる
・臆病になる
・性欲減退、インポテンツ
・足が冷える
・塩辛いものが欲しくなる

（筋肉質や固太りで体力がある人の場合）
・イライラする
・何かに過度に打ち込まずにいられなくなる
・耳鳴り
・尿の色が濃くなる

脾臓および胃が弱っている人に おすすめの反射区

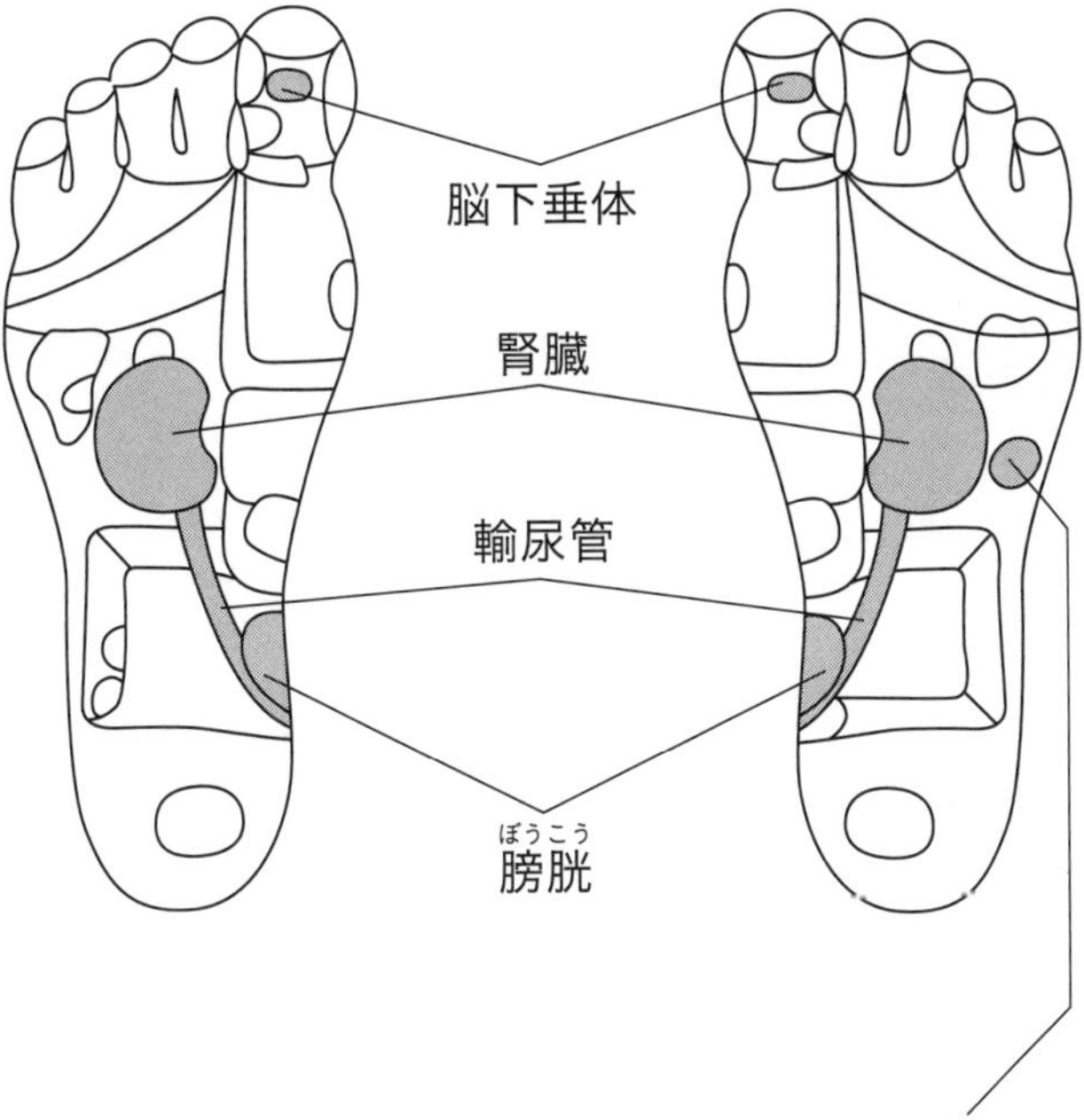

肝臓が弱っている人に おすすめの反射区

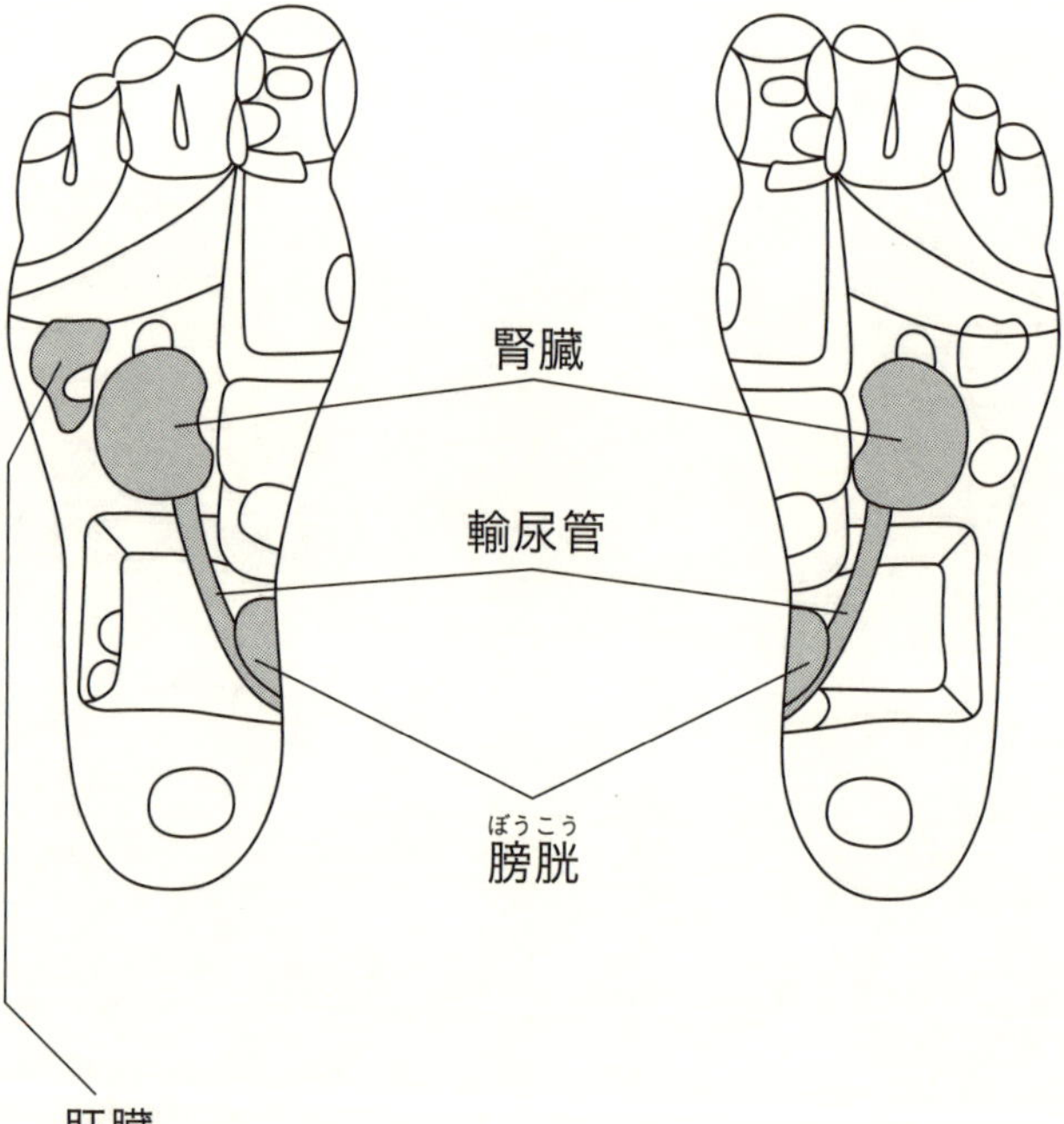

腎臓が弱っている人に おすすめの反射区

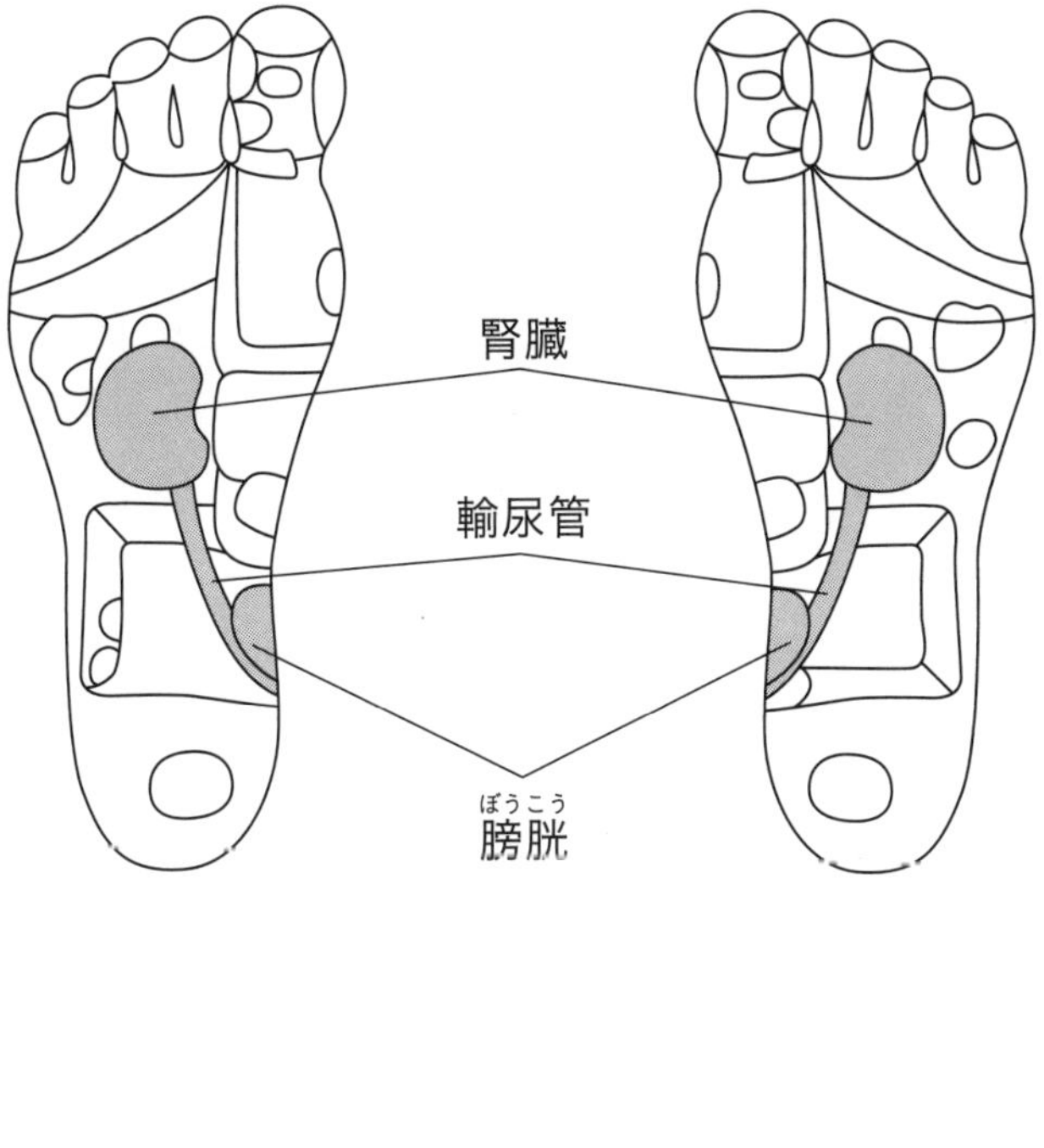

第3章

高血糖や高血圧……その不調にも首こりが影響しているかも！

高血糖や高血圧、肥満など自律神経はさまざまな不調に影響

第1章で自律神経のバランスが乱れると起こるさまざまなトラブルをご紹介しましたが、実は自律神経はもっと幅広い不調や病気と結びついています。

ですからたとえば頭痛を何とかしたいと自律神経ケアを行うことで、まったく関係ないと思っていた持病までよくなってしまうというようなことは決してめずらしくありません。

もしあなたにも、これから紹介するような不調や持病があるなら、ぜひ迷わずに本

書の「首こりほぐし」を行うことをおすすめします。

自律神経をケアすることでよくなっていく不調の代表ともいえるのは、高血糖、糖尿病です。

血糖値を気にしたことがある人なら必ず耳にしたことがあるインスリンは、血糖値を下げる唯一のホルモンです。そしてインスリンを司っているのは副交感神経。

一方、アドレナリンやグルコガンといったホルモンは血糖値を上げる作用がありますが、これを司っているのは交感神経。

つまり、**交感神経が優位になり過ぎていると、副交感神経系であるインスリンがうまく分泌されず、グルカゴンやアドレナリンが過剰に分泌されて、血糖値が高い状態が続く**ことになります。

このような状態に加えて、偏った食事、寝不足、運動不足といった不摂生が重なることで、血糖値が高めという状態から、立派な2型糖尿病（日本の糖尿病のほとんどは2型糖尿病です）へと移行してしまうのです。

糖尿病の人は暑さに弱いことが多いのですが、これも自律神経が乱れていて汗をかきづらいなど、体温調整機能が低下しているためだと考えられます。

もし、あなたが糖尿病でしっかり食事を改善し、運動や投薬を続けているのになかなか血糖値が下がらないのであれば、自律神経を整えるケアを取り入れてみてください。

重度の糖尿病を投薬なし整体のみで治癒させた

第1章でも触れたように私自身も重度の糖尿病でしたが、私が考案した筋肉をゆるめる整体「筋肉弛緩整体療法」（通称、筋肉ほぐし）と「足裏ほぐし」で治した経験があります。

30代から症状があらわれ始め、50代ではいよいよひどくなって病院を訪れたのですが、その時には何と空腹時血糖の正常値100㎎／dℓ未満のところ、500㎎／dℓ以上あったのですから重症も重症です。もちろん医師からも即時入院を勧められました。

しかし、私は入院どころか薬さえも飲みませんでした。対処療法である西洋医学の薬で糖尿病を根本的に治せるのか疑問に思っていたからです。

薬を飲む代わりに私が行ったのが筋肉を緩めること。特に足の裏をほぐすことを重点的に行いました。

足の裏には「反射区」といって、体の各臓器や部位に対応する部分があり、そこを刺激することで実際には手が届かない臓器などを活性化させるなど、調子を整えることができると考えられています。

また、**交感神経が優位になり過ぎていると、筋肉は固まっていきます。この筋肉のこりをやわらげなければ交感神経の暴走を止めることができません。**ですから「足裏ほぐし」に加えて「筋肉ほぐし」も続けていきました。

すると２週間ほどでだるさがやわらいでいき、３週間後から血糖値が大きく下がり始め、３ヶ月後には１００㎎／dℓ台の前半という正常値にまで戻ったのです。

私の患者さんにも服薬しながら真面目に食事制限や運動を続けていても、なかなか血糖値が下がらないという人がいます。

そのような方でも、足裏ほぐしを自身で続けてもらいながら、整体院で筋肉ほぐしを行っていくとみるみる血糖値が下がっていきます。

たとえば70歳代の男性Aさんはヘモグロビン A1c（過去1～2ヶ月の血糖状態を知るための目安）が基準値6・2％未満に対し、10・1～10・2％、血糖値も150～160㎎／dℓありましたが、1ヶ月後にはヘモグロビンA1cが7・3％、血糖値も125㎎／dℓに。

さらにその1ヶ月後にはヘモグロビンA1cが6・7％、血糖値は118㎎／dℓまで下がったのです。

60歳代男性のBさんも、ヘモグロビンA1cが9％だったのが3ヶ月で5・8％に改善しました。

当然、体調もどんどんと上向きになっていくのが感じられるので、みなさんとても喜ばれます。

また、正常値に戻った後も、足裏ほぐしを続けていけば正常値をキープしやすくなり健康管理も楽になります。

不調をいたわることは自律神経を整えることにつながる

足裏をほぐすことと、自律神経とどう関係するのかと疑問に思われる方もいるかもしれません。

自律神経が乱れるとさまざまな不調があらわれるのは既に説明した通りです。実はこの逆もしかりで、不調を整えると自律神経も整いやすくなるのです。

ですから**糖尿病などの病気がある人が足裏を刺激して体調を整えることは、自律神経を整えることにもつながります**。

私が糖尿病を患っていた頃は、まだ自律神経と首の関係について今ほど注目をしておらず、本書で紹介するメソッドにもたどり着いていませんでした。

ですからもし、この「首こりほぐし」を併用することができたら、もっと早く改善できたのではないかと思っています。

「足裏ほぐし」のやり方についても60ページで紹介しますので、興味がある人はぜひ取り入れてみてください。

もちろんみなさんに薬を飲まないことを勧めているわけではありません。服薬や食事制限、運動などとともに取り入れていただけるとよいと思います。

交感神経が暴走すると高血圧の悪循環に陥る

ちょっと緊張すればすぐに血圧が上がるように、**高血圧も交感神経の異常興奮とダイレクトに結びついています。**

また、交感神経が働き過ぎていると、寝つきが悪くなる、眠りが浅くなるなど、睡眠の質が低下します。このように睡眠不足になるとさらに交感神経が興奮してしまい、アドレナリンが過剰に働くことで、さらに血圧が高くなるという悪循環に陥ります。

また、**自律神経のバランスが崩れている人は、夜、寝ている間に血圧が高くなる、**

夜間高血圧が起こりやすいので注意してください。

夜間高血圧の場合、睡眠時間の大半で高血圧になっているケースも多く、そうなると1日の約3分の1の時間を高血圧で過ごしていることになります。しかし、このような危険な状態でありながら、日中は血圧が下がっているため、気づかずに長期間放置してしまうのが怖いところです。

もちろん長期間、高血圧の状態が続けば内臓や血管への負担が大きくなるため、病気が引き起こされやすくなります。

このような高血圧だとわかりづらい高血圧は、正常血圧の仮面をつけている高血圧ということで、「仮面高血圧」と呼ばれています。仮面高血圧は適切に治療を受けている高血圧の人に比べて、脳卒中や心臓病の発症リスクが約3倍も高いというデータもあり深刻な問題です。

これから挙げる症状の中で3つ以上当てはまるものがあれば、交感神経が優位になり過ぎていると考えられるので、夜間の血圧についても把握しておくことをおすすめします。

・寝つきが悪い、眠りが浅い
・手足が冷える
・便秘や下痢をしやすい
・不安や焦燥感、怒りといったメンタルトラブル
・頭痛が頻繁に起こる
・目やのどが乾いて不快感がある

いかがでしたか？　当てはまった人は睡眠時血圧を自動で測定して記録してくれる血圧計も市販されているので、利用してみてください。

高血圧の対策というと減塩がメインに考えられがちですが、実は高血圧の人でも塩分が直接血圧に関係している人は約半分といわれています。つまり、減塩をしても約半数の人は血圧が下がりません。

塩分を控えてもなかなか血圧が下がらないというような人は、本書で紹介している「首こりほぐし」で首のこりをほぐしたり、ぐっすり眠るなどして自律神経を整えていくのがおすすめです。

とはいえ塩分が血圧に影響しなくても、塩分を大量に摂取すると心臓や腎臓、血管にダメージを与えることがわかっていますので、塩分はまったく気にせずとってよいわけではありませんので注意してください。

高血糖、高血圧におすすめの「足裏ほぐし」をご紹介

これから高血糖、高血圧の方におすすめの「足裏ほぐし」をご紹介します。「足裏ほぐし」を行う際の注意点は38ページに記載していますので、そちらを参考にしてください。

第４章で紹介する「首こりほぐし」と連続して行ってもよいですし、時間がなければそれぞれを違う時間帯に行ってもかまいません。ただし**血糖下げの足裏ほぐしだけは食後に行わないと効果半減**です。

▼血糖下げ「足裏ほぐし」

血糖下げの「足裏ほぐし」は食後5～10分以内に行います。できれば毎食後行ってください。

1　すい臓の反射区を刺激

①のすい臓の反射区は足の親指のつけ根から伸びる骨を足首側に向けてたどり、足の甲が一番高くなっている部分のちょうど裏側にあります。50～100回刺激。

2　腎臓の反射区を刺激

②の腎臓の反射区は、足を左右から挟んで足裏にできた「人」型のシワの合わせ目の少し下、円状に広がっている部分。反射区が深い位置にあるため、強く押し込むように50～100回刺激。

3　輸尿管の反射区を刺激

③の輸尿管の反射区を、腎臓から④の膀胱の反射区に向けて50～100回刺激。老廃物を押し流すイメージでグイグイ押してください。

4　膀胱の反射区を刺激

④の膀胱の反射区を50～100回、力強く刺激。

5　足首を回す

足の指の間に手の指を入れて握り、空いているほうの手で足首を固定したら、足首を左右交互に10回ずつ回してください。

※反対の足も順番通りに行います。

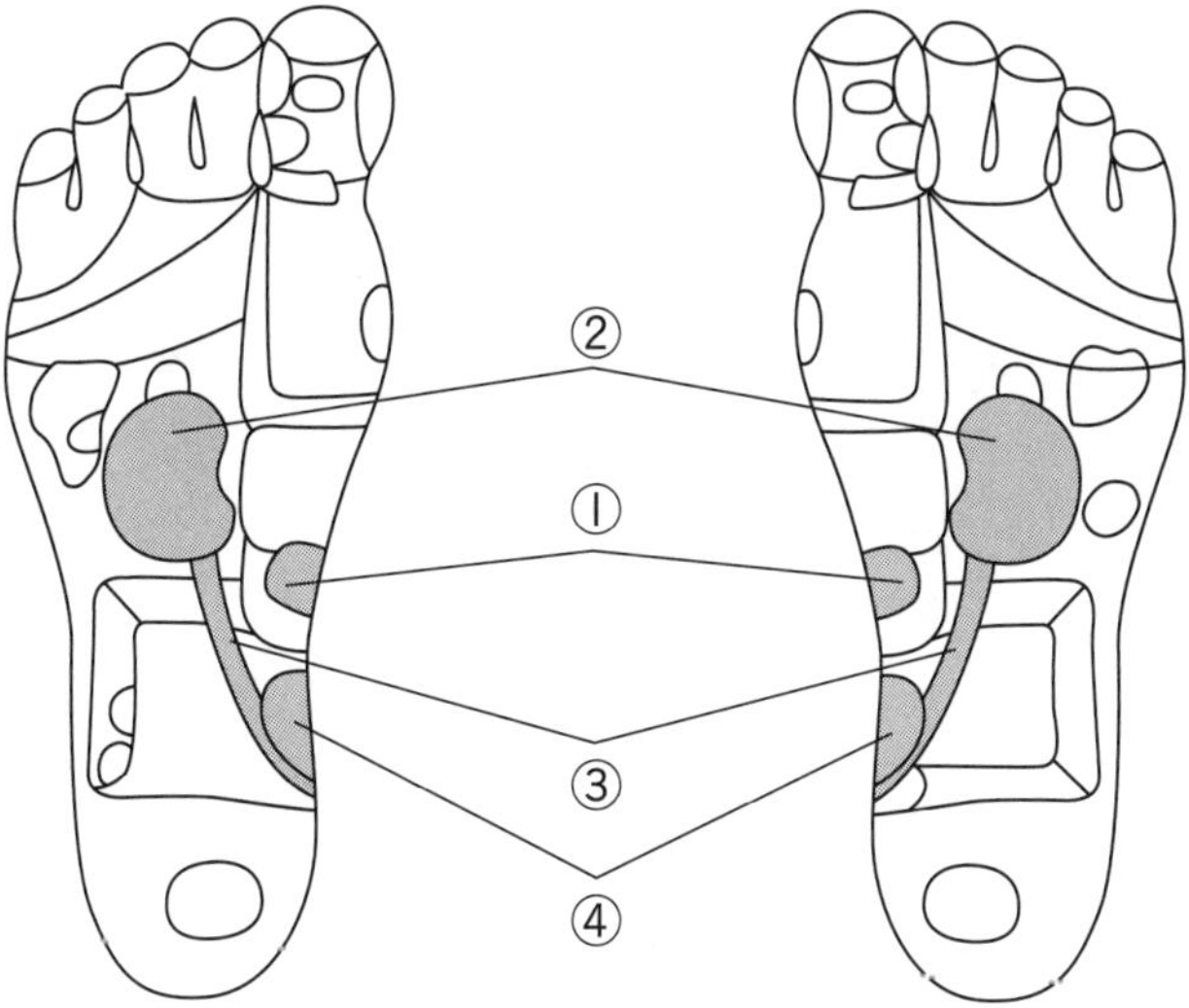
②
①
③
④

▼血圧下げ「足裏ほぐし」

この「足裏ほぐし」は右足から始めます。

1　脳下垂体の反射区を刺激

①の脳下垂体の反射区は血圧調整点の反射区でもあります。先端が細めのツボ押し棒で強めに40～50回刺激。

2　左足のみ脾臓の反射区を刺激

②の脾臓の反射区は左足のみ。先端が細めのツボ押し棒で40～50回刺激。

3　腎臓の反射区を刺激

③の腎臓の反射区は、足を左右から挟んで足裏にできた「人」型のシワの合わせ目の少し下、円状に広がっている部分。強めに40～50回刺激。

4　輸尿管の反射区を刺激

④の輸尿管の反射区を、腎臓から⑤の膀胱の反射区に向けて50～100回刺激。老廃物を押し流すイメージでグイグイ押してください。

5　膀胱の反射区を刺激

⑤の膀胱の反射区を50～100回、力強く刺激。

※反対の足も順番通りに行います。

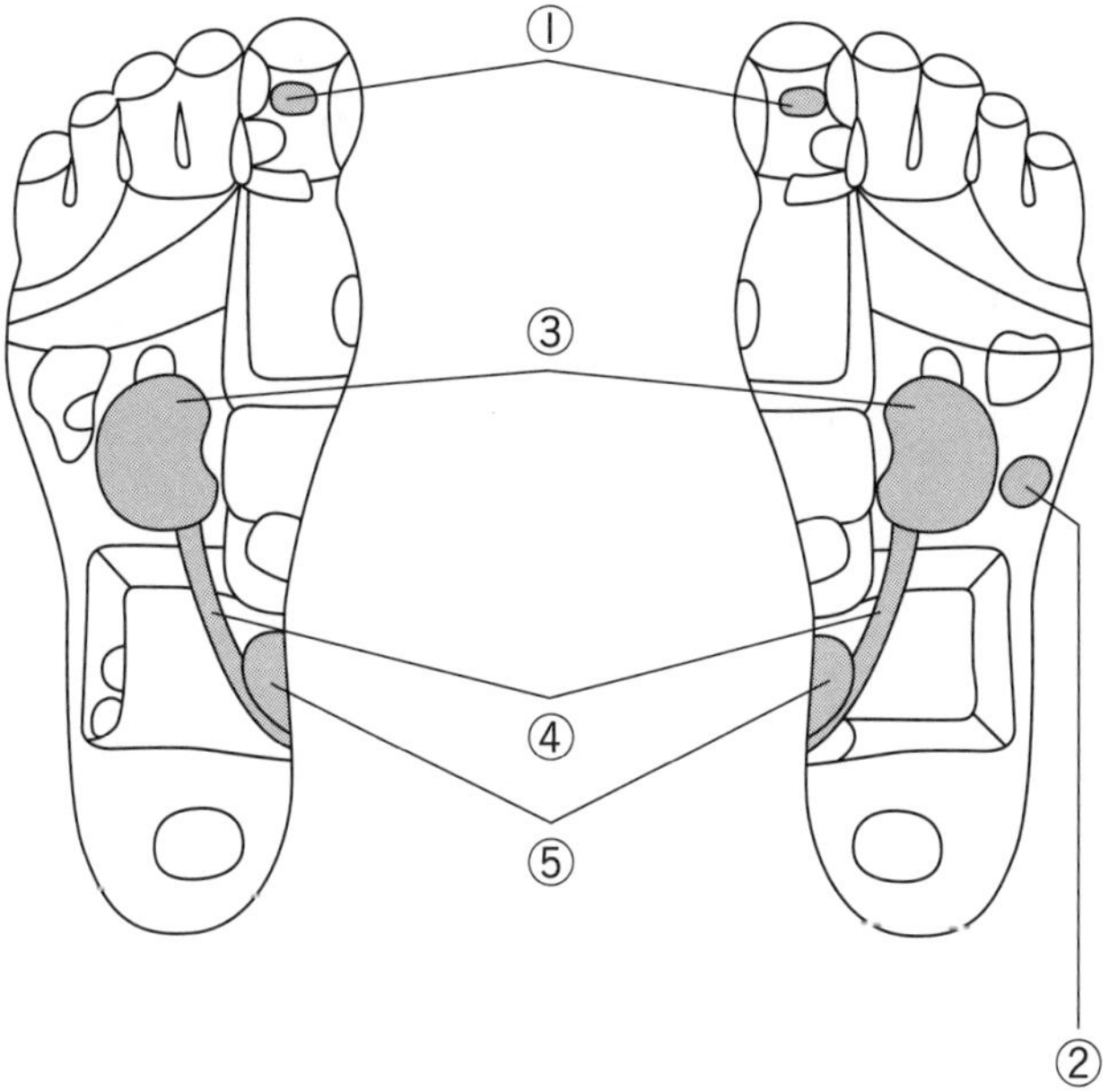
①
③
④
⑤
②

年齢とともに太りやすくなるのは自律神経のバランスが悪くなるから

ダイエットをしているのに、なかなか痩せられないと悩んでいる人も多いのではないでしょうか。実は、**自律神経が乱れていると太りやすく、痩せにくくもなります。**

痩せるためには体内に蓄えられている中性脂肪を遊離脂肪酸に「分解」して、筋肉組織などで使う、つまり「燃焼」する必要があります。このようなダイエットのために欠かせないステップの司令塔となるのが自律神経やホルモンです。

いくら食べたいものを我慢しながら運動を一生懸命行っても、司令塔がサボっていたらそれらの努力は報われません。

また、自律神経が乱れていると体が冷えやすくなりますが、体温が低くなると基礎代謝も低くなります。

基礎代謝というのは呼吸をしたり、内臓を動かしたりといった、生きるために必要な活動で消費するエネルギーのことで、基礎代謝が低ければ自然と消費カロリーも低くなるので太りやすいといえます。

自律神経のバランスがとれていないと便秘もしやすくなるのですが、これも基礎代謝を下げる一因に。なぜなら腸というのは内臓の中で一番大きく、消化吸収のためのぜん動運動が活発にされていればそれだけで大きなエネルギーを消費するためです。便秘によって栄養の吸収が悪くなることもダイエットを阻みます。

さらに交感神経が興奮し過ぎて睡眠時間が短くなったり、質が低下することも肥満の原因となります。

睡眠時間が短いと満腹中枢に働きかけて食欲を抑えてくれたり、基礎代謝をアップさせてくれるダイエットの味方というべきホルモン、レプチンの分泌が減ってしまうのです。

さらに睡眠不足をしていると食欲を増進させるというダイエットの厄介者ホルモン、グレリンが増加。

アメリカのスタンフォード大学で行われた研究によれば、睡眠時間が５時間以内になると、８時間睡眠の人に比べてレプチンは15・５％減り、グレリンは14・９％も増えてしまうそうです。

睡眠不足をしていると心を安定させる神経伝達物質、セロトニンの分泌も少なくなります。セロトニンは食欲や性欲などの快楽と強く結びついているドーパミンをコントロールしているため、セロトニンの分泌が減ってしまうとその抑えがきかなくなり、食べ過ぎやすくなります。実際、過食症の人はセロトニンが少ないということもわかっています。

さらにセロトニンは眠りのホルモン、メラトニンの分泌を促すという働きもあるため、セロトニンが減ればメラトニンも減る、つまり、ますます眠りづらくなるという悪循環に陥ることに。

また、年齢を重ねてから太ると内臓脂肪がつきやすくなりますが、内臓脂肪からは交感神経の働きを活性化させる物質が分泌されます。

交感神経が優位になると内臓脂肪は燃焼しやすくなるので、本来であれば内臓脂肪はたまりにくいはずなのですが、多くの場合、燃焼させるスピード以上に食べ過ぎて新たな内臓脂肪をつけてしまうためたまり過ぎ、交感神経優位の状態が続いてしまいます。すると冷えや便秘などがますますひどくなり、さらに痩せにくい体質になってしまいます。

内臓脂肪は中性脂肪よりも落としやすいという特徴があります。ウォーキングなど無理のない運動を取り入れて、さっさと落としてしまいましょう。

ちなみに食事をしっかり噛《か》んで食べると、過食を防ぐとともに、交感神経が優位になって内臓脂肪が減るということもわかっています。１口30回を目標に、よく噛んで食べてください。

年をとると太りやすくなり、痩せにくくなりますが、それは自律神経が乱れやすくなるというのも大きな理由です。**女性なら30歳、男性なら40歳頃から、段々と自律神経が乱れやすくなります**。

つまり大きなストレスなどがなくても、自律神経は乱れてしまうのです。若い頃のようにダイエットをしても痩せられなくなってきたと感じたら、自律神経ケアをすると案外スムーズに痩せられるかもしれませんね。

睡眠不足がメタボリスクを何倍にも高めていく

睡眠時間が短いと太りやすいと説明しましたが、高血圧や糖尿病も睡眠不足が影響しています。

アメリカのシカゴ大学で578人（平均年齢40歳）を対象に5年の追跡調査を行ったところ、5時間睡眠の人は6時間睡眠の人と比較すると、高血圧になる割合が37％高くなるという結果がでています。

アメリカ、コロンビア大学で行われた睡眠と高血圧の調査でも、睡眠時間が7～8時間の人が高血圧になる確率は12％であるのに対し、5時間睡眠の人は24％と、リスクが2倍になることがわかっています。

血糖値においてもアメリカのニューヨーク州立大学バッファロー校で1455人を対象に6年間の調査が行われましたが、日曜日から木曜日の睡眠時間が平均して6時間未満の人は、6～8時間睡眠の人と比べると、空腹時血糖異常を起こすリスクが4・

56倍にもなることがわかっています。

空腹時高血糖は糖尿病として診断される前段階の状態です。

かつてメタボリック・シンドロームは「死の四重奏」と呼ばれたように、高血圧、高血糖、高脂血症（脂質異常症）、肥満は重なれば重なるほど、死亡リスクが高くなります。

しかし、先に説明したように自律神経が乱れて睡眠不足が続いたり、交感神経が過剰に働き過ぎると、高血圧、高血糖どちらもリスクが高くなるばかりか、悪玉コレステロール値が高くなる脂質異常症や肥満も起こりやすくなり、まさに四重奏を奏でてしまいます。

逆にいえば**自律神経を整えていくだけで、それらすべてが改善しやすくなるのですから、自律神経ケアは健康をキープするための要といっても過言ではありません。**

女性に多い甲状腺のトラブルや更年期障害も自律神経が影響

女性に多い甲状腺のトラブルと自律神経も密接に関わっています。
たとえば甲状腺機能亢進《こうしん》症（バセドー病）にはこんな症状があります。

- **疲れやすい**
- **動悸**
- **暑がりでよく汗をかく**
- **イライラして気分のムラが大きい**
- **下痢をしやすい**
- **のどが乾きやすい**

甲状腺機能低下（橋本病）ではこのような症状が。

- **体がだるくて何もする気がしない**
- **寒がりで汗をかきづらい**
- **足がむくみやすい**
- **冷え**
- **太りやすくなる**
- **不眠**

自律神経のトラブルとよく似ていると思いませんか？

自律神経の乱れによって甲状腺にトラブルが起こりやすくなるのか、甲状腺に不調が起こると自律神経が乱れやすくなるのかはわかりませんが、私の経験上、**甲状腺にトラブルを抱えている人は自律神経も乱れやすくなっていると感じます**。

また、更年期障害に関しても同じようなことがいえます。更年期障害の症状も自律神経失調症とよく似通っています。

・手足は冷たいのに顔だけほてる
・動悸
・めまい
・だるい、やる気が起こらない
・イライラや不安、抑うつ
・睡眠障害
・食欲不振

更年期障害が強くあらわれる人は、自律神経のバランスが崩れていることが多いです。

なぜなら女性ホルモンと自律神経はどちらも大脳の視床下部という部分でコントロールされているため。更年期になり、女性ホルモン値が急激に下がってバランスが悪くなると、自律神経もその影響を受けて崩れやすくなるのです。

更年期障害も甲状腺のトラブルも、こりや張りの症状が強く起こりますので本書の「首こりほぐし」でゆるめ、自律神経を整えてみてください。

脳幹を鍛えることで統合失調症も快方に向かう

うつ病やパニック障害も、自律神経が大きく影響していることは第1章で説明しましたが、統合失調症も自律神経と無縁ではありません。

統合失調症の典型的な症状である幻覚や妄想などがあらわれる前には、不安感や焦燥感、不眠、食欲不振、頭痛といった自律神経失調から起こると思われる不調が起こるのです。

統合失調症の原因はまだはっきりとわかっていませんが、脳内のドーパミンが過剰に分泌するためだと考えられています。

ドーパミンが過剰になっているということは、ドーパミンをコントロールしているセロトニンが不足している状態といえます。

高血圧のところで説明しましたが、自律神経が乱れて睡眠不足といった心身へのストレスがかかるとセロトニンが不足しますし、セロトニンが不足すると自律神経は乱れますから、確かに統合失調症と自律神経は密接に関係しているといえるでしょう。

また、統合失調症の人は脳幹が弱っているという特徴がありますが、首がこって頚椎が脳幹を圧迫している場合があります。

脳で処理された情報は、脊髄を通って体の各部位に伝達され、実際の行動に反映されます。この脳と脊髄の「連絡口」になっているのが脳幹です。

脳幹は間脳、中脳、脳橋、延髄という4つから成り立っており、中脳にある視床下部はまさに自律神経の最高中枢本部。また、それぞれで役割は異なりますが、全体としての働きを大雑把にいうなら人間の意識を制御し、生命の維持や本能を司っている、命の司令塔のような場所が脳幹になります。

脳幹のすぐ横にはドーパミン神経細胞があるので、首こりがドーパミンの過剰分泌にも影響しているのかもしれません。

いずれにせよ**「首こりほぐし」を行って脳幹への圧迫を取り除き、自律神経を整えることは予防、改善に大いに役立つでしょう。**

もし統合失調症を発症してしまったら、おすすめのワークがあります。それはバランスボールに乗ること。

あまりにも簡単なため疑わしいと思われるかもしれませんが、この方法で実際に統合失調症が寛解《かんかい》（治癒）したケースもあります。

脳幹を強くするためにはバランス運動が最適であり、海に浮かべた発泡スチロールの上に立ち、バランスをとるというワークがあります。これは大変効果的なのですが、なかなか続けられないというのが難点です。

そこで私が考えたのがバランスボールを利用する方法です。ボールの上に座って不規則に動くだけなので、家の中で、いつでも手軽に行うことができます。

バランスボールの運動は自律神経のバランスを整えるのにも役立ちます。155ページで紹介しますので、ぜひやってみてください。

もし身近に統合失調症で悩んでいる人がいたら、「首こりほぐし」とバランスボールワークをすすめてあげてください。

第4章

筋肉をゆるめて自律神経を整える「首こりほぐし」

こっている筋肉ではなく関連する筋肉にアプローチ

ここからは本書の要である「首こりほぐし」について紹介していきましょう。

このメソッドは私が考案した「筋肉ほぐし（筋肉弛緩整体療法）」を、セルフで実践しやすいようにアレンジしたものです。

「筋肉ほぐし」の最大の特徴はこっている筋肉（「治療点」）を直接マッサージするのではなく、こりや痛みのある筋肉に触れながら、その筋肉と深く関係している別の筋肉（「関連筋」）を刺激することで筋肉をゆるめ、スムーズにこりを取り除くというこ

とにあります。

たとえば首にこりや痛み、違和感を感じているとしましょう。「筋肉ほぐし」では、首のこった部分は指先で押さえるだけ。実際にもむのは、腕やふくらはぎといった首とは別の筋肉になります。それだけで首の筋肉の緊張がゆるみ、首こりが解消されていくのです。

全身の筋肉は、一つひとつがバランスをとってそれぞれの役割を果たしています。ところが、私達は必ずしもバランスを考えて体を使っているわけではありません。たとえばパソコン作業では、マウスを使うほうの手ばかりが酷使されることになりますし、脚を組むクセがある人は、同じ側の脚ばかり組んでいないでしょうか。

そのように体を部分的に酷使したり、長年にわたる偏った体の使い方などによってバランスが崩れると、筋肉のこりや痛み、不快感などさまざまな不調となってあらわれてきます。

ある部分に筋肉のこりや痛みがある時、その関連筋には必ずコリコリとした硬い部分（硬結《こうけつ》）があります。この硬結やこわばりをゆるめることで、目的とする筋肉のこりもほぐれ、痛みなどの症状も解消されるのです。

ドミノ倒しのように筋肉がゆるんでいくから技術や経験がなくても効果は絶大

「筋肉ほぐし」の元となる人体の原理は、20世紀初めにアメリカで発見され、その後日本に伝わり「二点療法」として確立されました。二点療法は、痛みのある箇所を片手の指で押さえ、同時にもう一方の手で痛みの原因となっている筋肉や靭帯《じんたい》を刺激する治療法です。

私はこの二点療法と出会ってその画期的かつ効果の高さを実感し、さっそく治療に取り入れました。ところがそれでも治しきれない症状がどうしてもでてきてしまいます。そこからさらに東洋医学の足つぼ療法などを組み合わせ、改良に改良を重ねてたどりついたものが現在の「筋肉ほぐし」です。

「筋肉ほぐし」を受けた方はみなさん施術後の目覚ましい変化に驚かれ、自宅でも行うことはできないかとおっしゃいます。ただ、ご自身でこっている部分と関連筋を同時に刺激することは非常に難しく、関連筋についても「この筋肉のこりはここをほぐす」といった一対一の関係ではありません。本来であれば患者さんの体と対話するように、一つひとつ硬結（こり）とその関連筋をほぐしていくのがよいのでしょうが、遠方で私の治療院に通えない方もいらっしゃいますので、多くの方がご自分でも行えるよい方法はないかと研究をしていました。

そこで考案したのがこの「首こりほぐし」です。**首のこりに影響している手、腕、肩を順番にほぐしていくことで、より根本から首のこりや痛みを解消することができ、自律神経を整えていきます。**

首がこっているのだから、首だけをほぐせばいいと思われるかもしれません。ところが首のこりは必ず肩のこり、肩のこりは腕から、腕のこりは手からきていますので、首だけをほぐしても意味がないのです。

その点「首こりほぐし」はこりが首へ伝わっていくスタートラインの手から段階を追ってゆるめていくので、**ドミノ倒しのようにこりがほぐれていくのを感じられるは**

ずです。また首までのポイントをまんべんなくゆるめていくことで、技術や経験のない人が行っても確実に効果がでるようになっています。

首は専門知識がない人が直接マッサージをしても、こりをほぐすのが難しいばかりか、かえってこりを悪化させてしまうこともあります。

しかし、この方法ならもみ返しといったトラブルなく、すっきりとこりをほぐすことができます。

全部をしっかり行うと10分ぐらいかかるかもしれません。このようなセルフケアの本では「1分でスッキリ」など、短時間でできることが人気ですから、それに比べれば随分長くかかります。

本書を手にとってくださったということは、みなさんにもつらい不調があるはずですから、さまざまな健康法を試してこられたかもしれません。その中にはそのような手軽さを売りにしたメソッドもあったかと思いますが、それは実際に効果があったでしょうか?

整体師として私は1分、30秒といった短い時間で不調を解消できるとは思えません。

みなさんも1分とはいえ効果がないことをするより、10分頑張ってもつらい不調をスッキリさせたいはずです。ですから**少し長いと感じても、最後まで続けてみてください。今までにない効果を感じてもらえるはず**です。

単純な動きを繰り返すことが多いので、慣れてしまえばテレビを見ながら、入浴しながらなど「ながら」でも行うことができるので無理なく続けられるでしょう。

ところで「首こりほぐし」を実行すると、こっていたところが楽になる反面、新たなこりや痛みを感じるようになると思います。なぜなら日頃感じているのは痛みの中でも突出したもので、そのうしろにさらなる痛みが隠れているからです。**一番痛いところを取り除くと次の痛みが、それを取り除くとまた次の痛みがでてきます。**

全部の痛みを取ってしまうまでは多少時間がかかりますが、**新しい痛みがでてきたということは、大きな痛みがひとつ解消されたということ**。そうやって緩衝材のプチプチをつぶしていくように、一つひとつ痛みを取り去っていけば、きっと今まで感じたことのない開放感とであえるはずです。

［ 「首こりほぐし」の基本 ］

1.「首こりほぐし」とは

「筋肉ほぐし（筋肉弛緩整体法）」をベースにしている「首こりほぐし」では、こっている部分を直接もみほぐすのではなく、その「関連筋」を動かしたり刺激することで、筋肉のこりや緊張を取り去ります。こっているところは強めに押すだけ。それでも、どんどんこりがほぐれて心地よくなっていることを実感してもらえるでしょう。

治療点

指で押してみて「硬く張っているところ」「痛みを感じるところ」「グリグリとしたしこりのあるところ」が、特に筋肉がこっている場所＝治療点になります。

＋

関連筋

人体の筋肉は、それぞれ互いにつながっています。互いにつながっている筋肉の中で、特に「治療点」と深く関係している筋肉を「関連筋」と呼びます。

これまでの治療で、痛みやこりのある筋肉を直接もみほぐすよりも、関連筋にアプローチしたほうが、より速やかに確実に、目的とする筋肉がほぐれることがわかっています。「首こりほぐし」は、いつでもひとりで行えるようにという配慮から、治療点を指で押さえながら関連筋を動かすという方法を基本としています。

治療点

押すだけ！

指の腹を使うのではなく、指の先端で押すように刺激します。「面」ではなく「点」で押すのがポイント。痛キモチいいと感じる強めの刺激で行います。

POINT

- 「面」でなく「点」で
- 痛キモチいい強さ

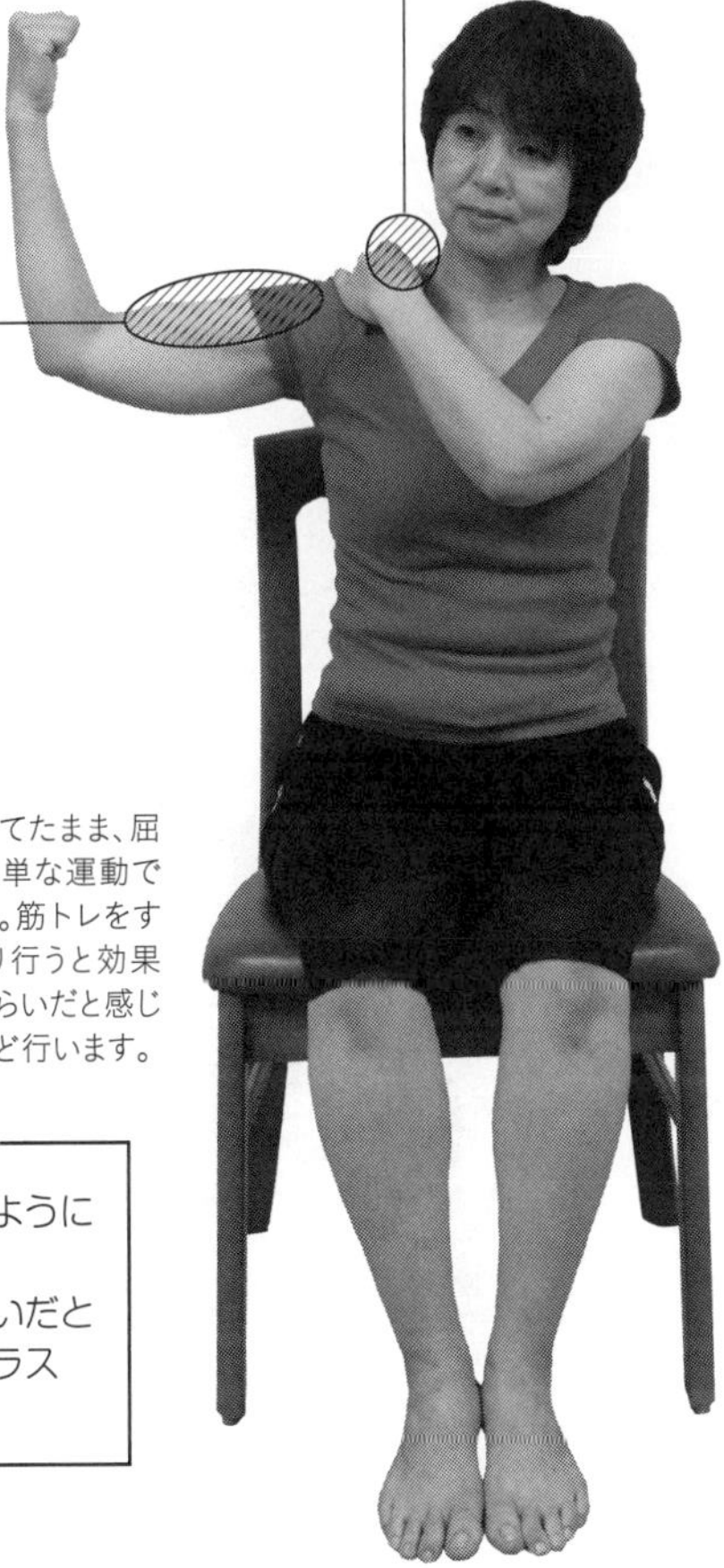

関連筋

動かして刺激！

治療点に指を押し当てたまま、屈伸や上げ下げなど簡単な運動で関連筋を刺激します。筋トレをするイメージでしっかり行うと効果的。こりや痛みがやわらいだと感じてから、プラス10回ほど行います。

POINT

- 筋トレをするようにしっかり行う
- 痛みがやわらいだと感じてからプラス10回行う

2. 末梢から上へ上へとほぐしていく

首のこりは首単体で起こることはなく、肩や腕、手の疲れや緊張から生じていることがほとんどです。そのため「首こりほぐし」は末梢にある手から始まり腕、肩と上に向かってほぐしていきます。そうすることで効果的に、そして根本から首のこりを取り去ることができるようになります。

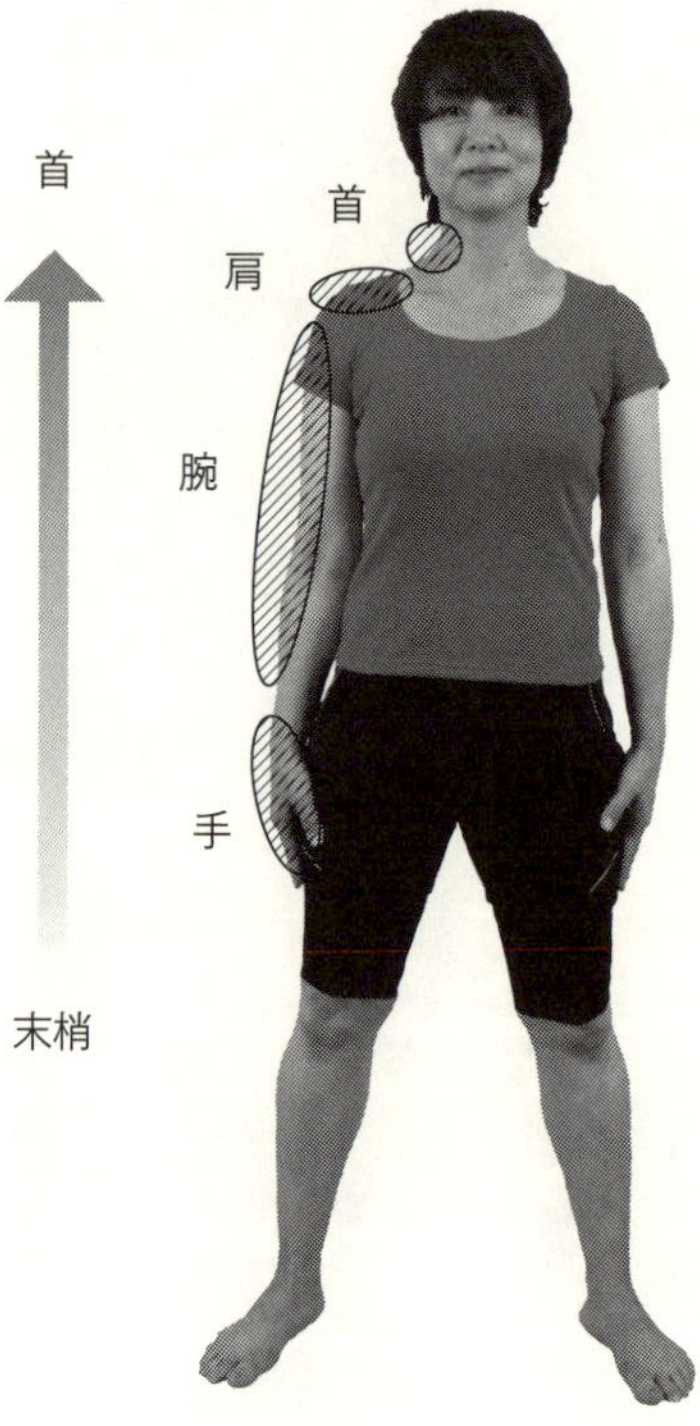

PCや携帯電話などを日常的に操作することの多い現代人は、思っている以上に手や腕を酷使しています。ところが首や肩ほどこりや痛みを感じにくい場所でもあり、ケアをしていない人がほとんど。手から順番にほぐしていくことで、その先の筋肉がゆるみやすくなり、驚くほど上肢が楽になっていきます。

3.「首こりほぐし」の流れ

	治療点	掲載ページ
手	つめ	91
	指の間	91
	甲・平	92
	ツボ	93

▼

	治療点	掲載ページ
腕	手首	94
	前腕	95
	上腕	95
	大胸筋	96
	大円筋	97

▼

肩 ……………… 98

▼

首 ……………… 101

4. 可動域をチェックする

「首こりほぐし」を実践する前に、首の可動域をチェックしましょう。そうすることによって治療のビフォー・アフターが実感でき、モチベーションアップにもつながります。同時に前後左右に動かしながら、どの部分に痛みや違和感があるかも調べていきます。痛みはもちろん筋肉がつっぱる感じや、つまる感じ、ギシギシきしむといった違和感を覚えておき、治療点の目安にしてください。

後ろ

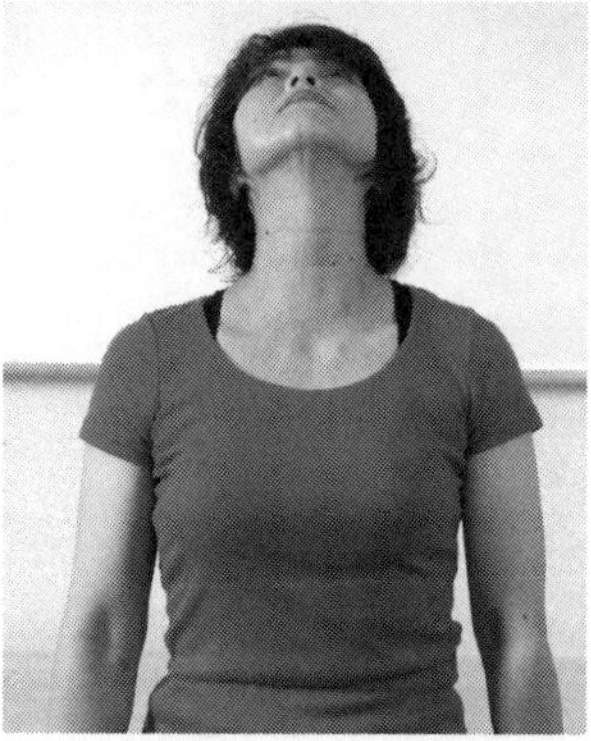

前

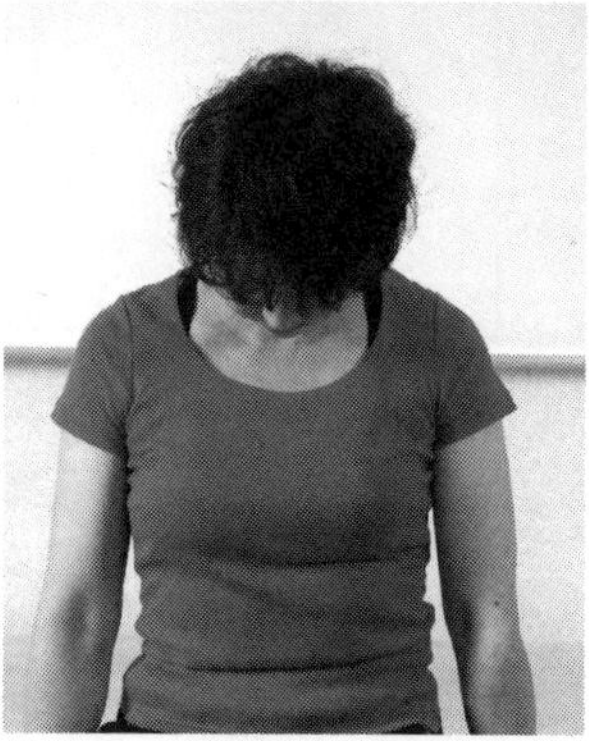

イスに腰かけるなど、楽な姿勢で行います。頭を後ろに倒したときに背が当たらないよう、背の低いイスにするか、浅めに腰かけます。背筋を伸ばし、頭を前と後ろに動かせるいっぱいまで倒します。後ろに倒した時、天井のどのあたりまで見えるか覚えておくといいでしょう。また首や背中のつっぱり具合も覚えておいてください。

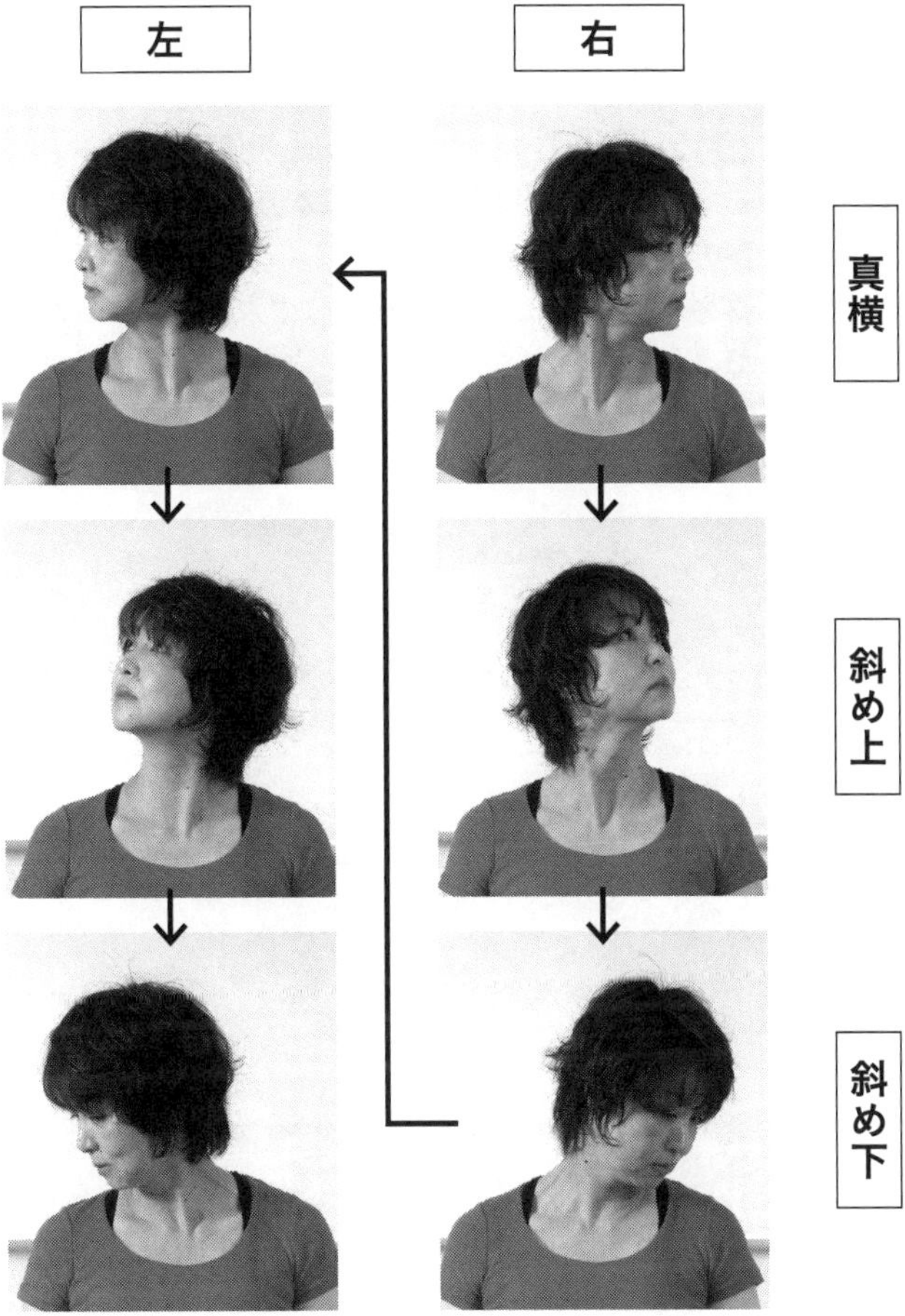

同じように右横、右斜め上、右斜め下、左横、左斜め上、左斜め下に首を動かせるいっぱいまで動かします。その際、壁のポスターや家具などを目安に、どこまで見えるか覚えておくといいでしょう。また首や背中のつっぱり具合なども覚えておいてください。

「首こりほぐし」をやってみよう

いよいよ「首こりほぐし」を始めます。最初は手順が多いと感じるかもしれませんが、首こりを根本から解消するにはこれが一番の近道。慣れてしまえば、テレビを見ながら、デスクワークの合間などにもできるようになります。ふだんからこまめに行っていることで、ほぐすのがどんどん楽になっていきますよ。

● POINT ●

・回数は目安です。痛みや違和感がなくなってからプラス10回を目標に、こりの状況に応じて調整してください。

・最初から最後までいっぺんに行うのが理想的ですが、まとまって時間がとれない人は、わけて行ってもOKです。

・特に痛みやこりが強い部分は、その部位だけでも痛みや違和感がなくなるまで行うとスッキリ感が高まります。

STEP 1 「手」をほぐす

日常のさまざまな作業で酷使されている手や手先をほぐすだけでもだいぶ首こりが楽になります。全身の反射区があるので、手をほぐすことは全身のケアにもつながります。

STEP 1-1 つめをほぐそう

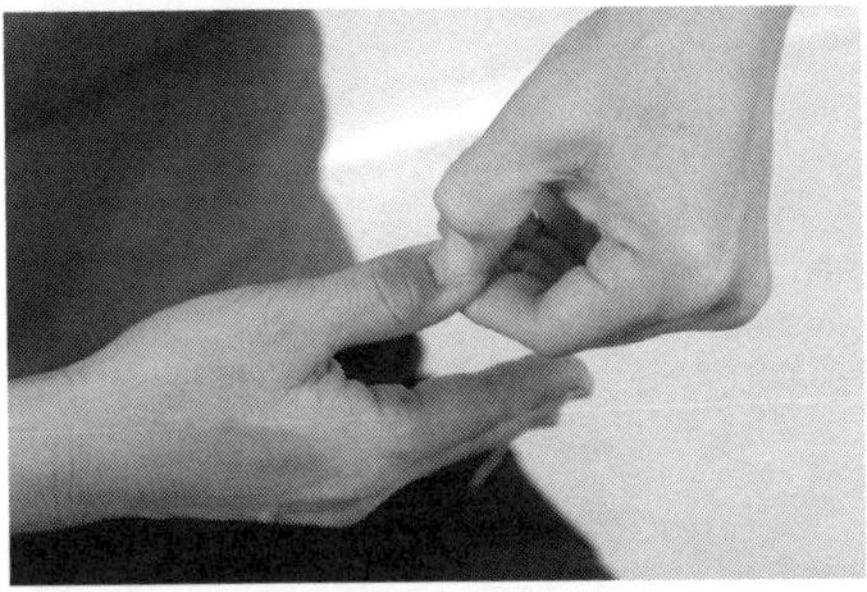

1本につき
10回

治療点

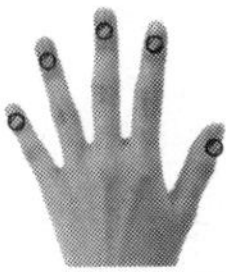

つめ。特に生え際は重要なポイント。

左右の手のつめの生え際を、反対の手の親指のつめ先で一本ずつ押していきます。押した時、痛みを感じるのは、老廃物がたまっている証拠。10回ほどリズミカルに押すことで、老廃物を流していきます。特につめの生え際は老廃物がたまりやすいので念入りに。

STEP 1-2 指の間をほぐそう

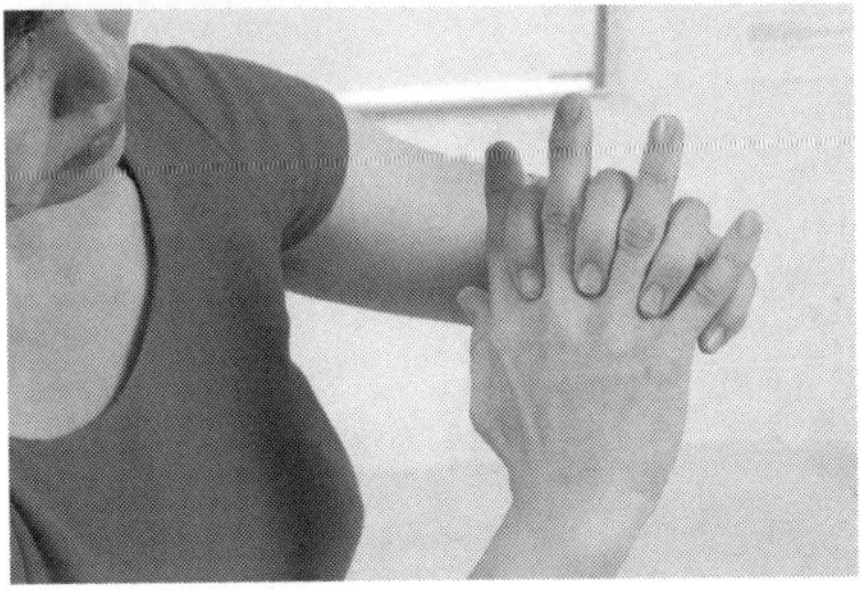

左右10回ずつ

治療点

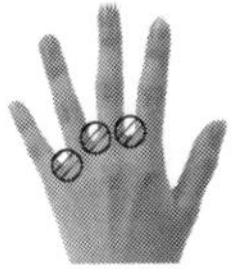

水かきの部分を下に押し下げるように力を加える。

指のつけ根を反対の手の指先で押します。水かきの部分をひじに向かって押し下げるイメージで全体を10回ほど強く押します。押されるほうのひじをテーブルなどにつけて固定すると、安定して力を加えられるのでおすすめです。

STEP 1-3　手の甲と平、同時にほぐそう

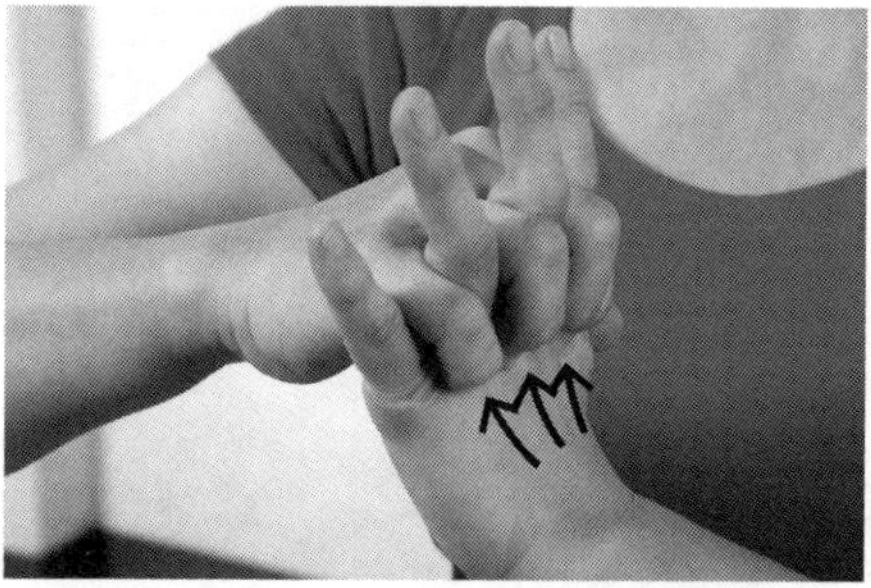

左右10回ずつ

治療点

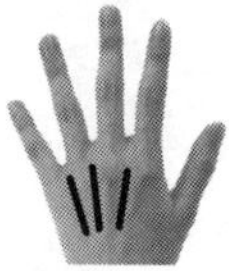

手の甲の骨と骨の間を下から上にほぐします。

両手の4指を組み、指先で左右の甲を引っぱり上げるようにして、手の甲の骨の間にある、背側骨間筋(骨と骨の間の筋肉)を刺激します。左右、それぞれ10回ずつ行います。

＋ 同時に

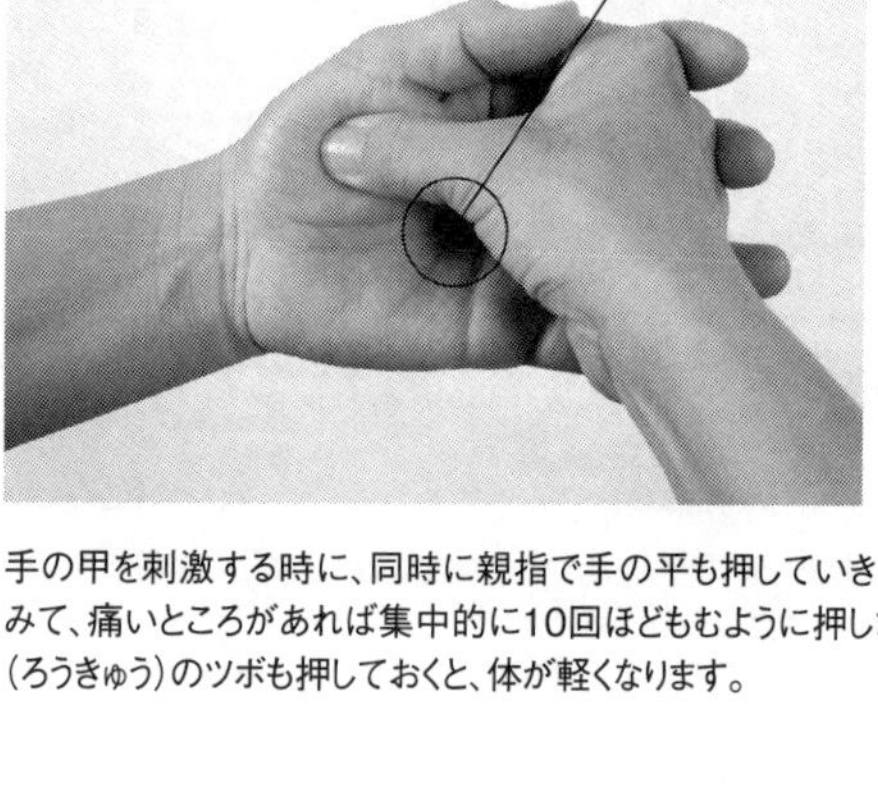

左右10回ずつ

手の甲を刺激する時に、同時に親指で手の平も押していきます。まんべんなく押してみて、痛いところがあれば集中的に10回ほどもむように押します。中心部にある労宮(ろうきゅう)のツボも押しておくと、体が軽くなります。

STEP 1-4 ツボをほぐそう

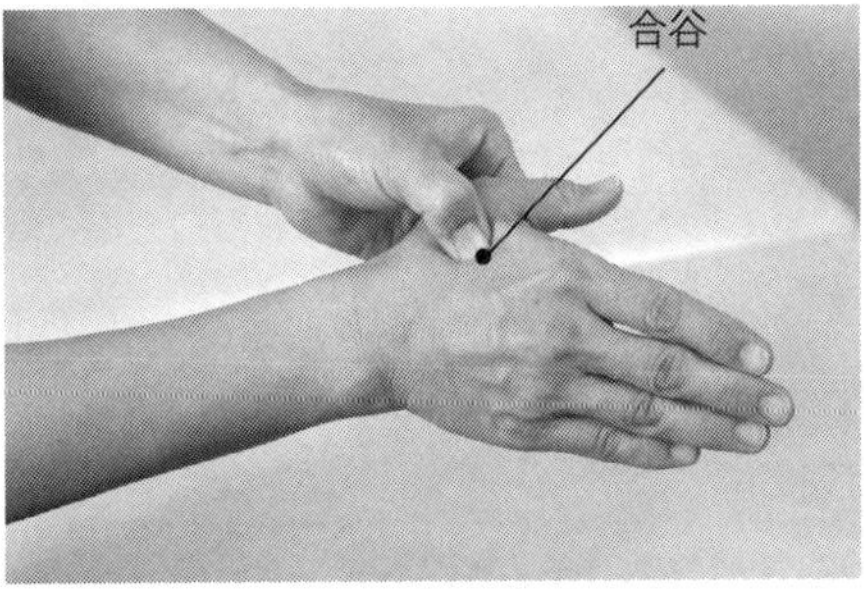

左右10回ずつ

親指と人差し指の骨の中間を押してみて、痛みを感じるところを反対の親指で10回ほど強く押します。ここには合谷（ごうこく）という万能のツボがあるため、ふだんから意識して押しているといいでしょう。

● こり改善に役立つツボ ●

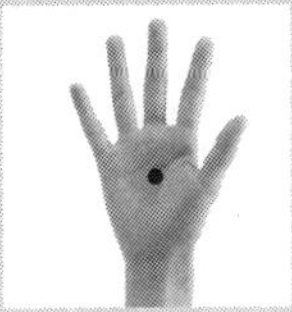

労宮（ろうきゅう）
ちょうど手の平の真ん中にあるツボ。体の緊張を緩和してくれます。

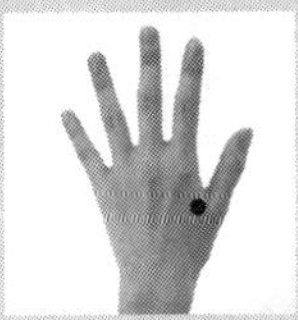

合谷（ごうこく）
親指と人差し指の骨の中間。疲労回復や不調改善にとても役立つツボです。

STEP 2　「腕」をほぐす

肩や首ほどは違和感を感じづらい場所ですが、圧を加えるとこっていることに気づくはず。手同様、非常に疲労がたまっているのでしっかりほぐしていきます。また、大胸筋、大円筋は肩こりを起こしている筋肉の反対側にあたり、ここをゆるめることは肩こり、さらにその上の首こり解消にとても効果的です。

STEP 2-1　手首をほぐそう

左右10回ずつ

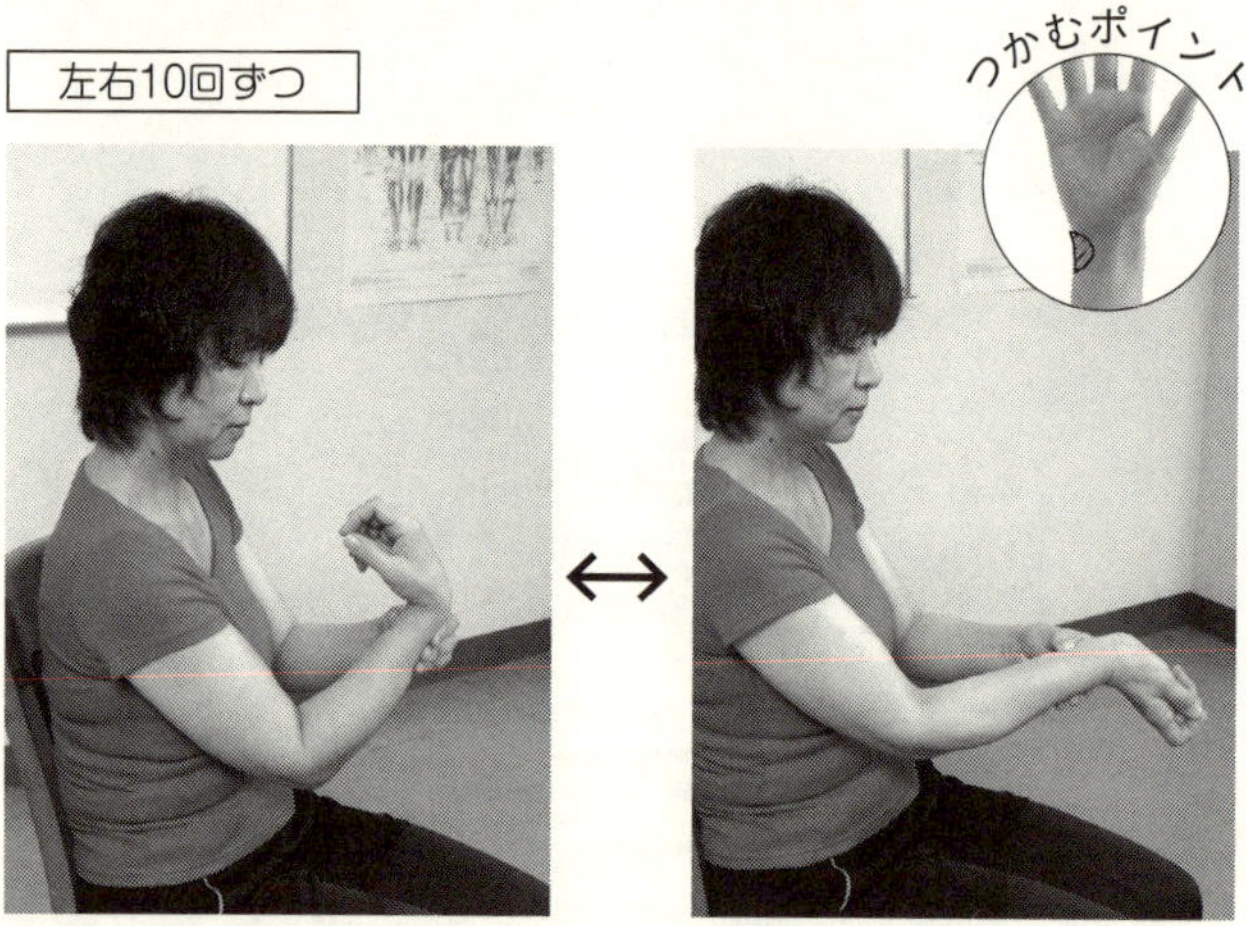

手首の小指側を反対の手でつまみ、前後にゆすって手首をゆるめます。つままれているほうの手は力を抜いてダラーンとさせると、より効果的。往復10回ほどゆすり、反対側も同じようにゆるめます。

STEP 2-2 前腕をほぐそう

左右ともに8～10回×2～3セット

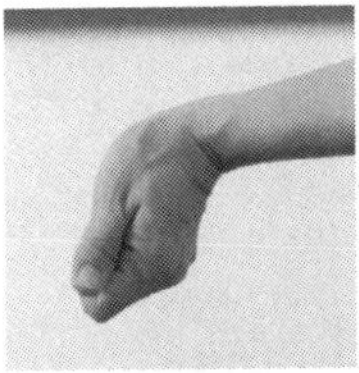

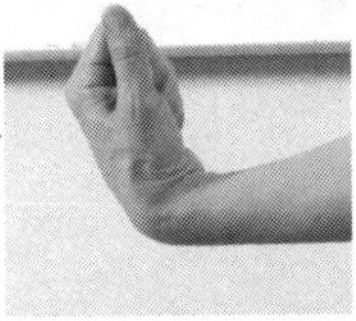

腕の内側の治療点(下の写真)を反対側の手の親指で押し、右手首を上の写真のように8～10回屈伸。反対側の手も同様に行います。左右交互に2～3回繰り返したら、腕の外側の治療点も同様に行いましょう。

治療点

腕の内側

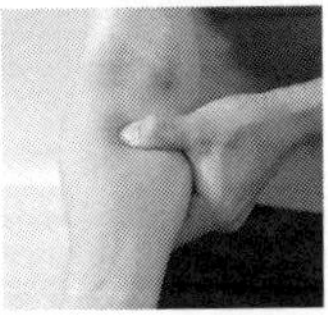

痛みやこりがある治療点を探します。

腕の外側

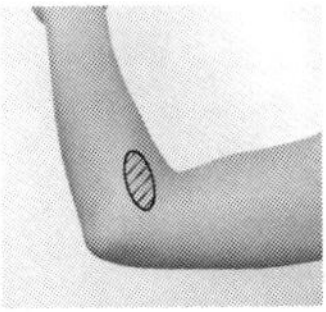

ひじを曲げた時にできる横じわの外側の端から、手の方向に指三本分の場所(握りこぶしを作ったとき筋肉が盛り上がる部分)。

STEP 2-3 上腕をほぐそう

左右ともに8～10回×2～3セット

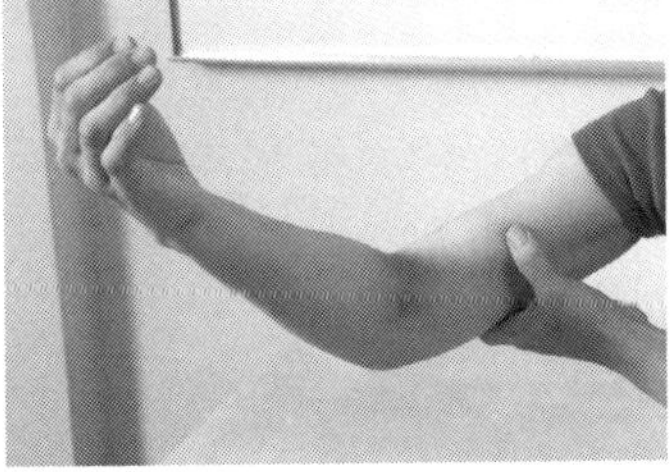

右腕の内側の筋肉を押し治療点を探します。特に上腕二頭筋(力こぶの筋肉)はこりやすいポイント。治療点を見つけたら、反対の指で強めに押さえます。治療点を押さえた状態で、右ひじを8～10回屈伸させます。この時、右手は握ったほうが、より効果が高まります。同じ要領で左の腕も治療点を押しながら8～10回屈伸させ、左右交互に2～3回繰り返します。

STEP 2-4 大胸筋をほぐす

左右40回ずつ

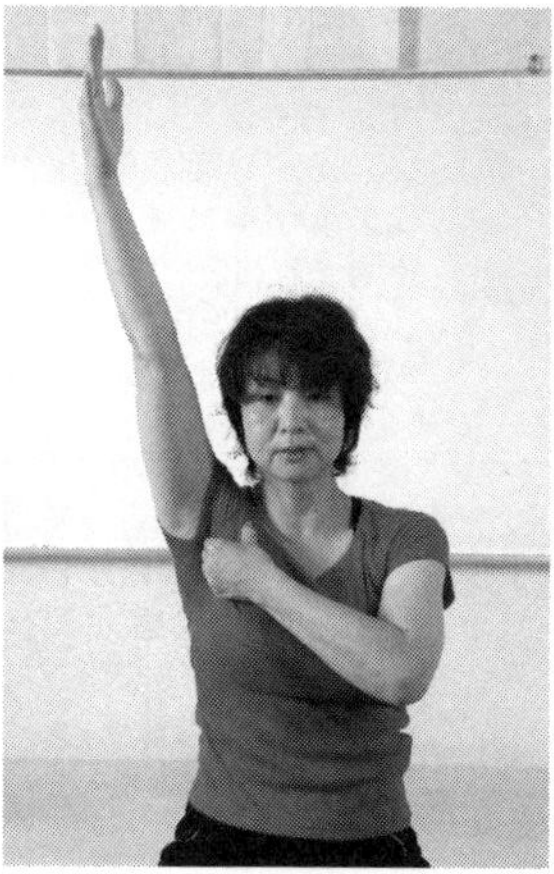

↔

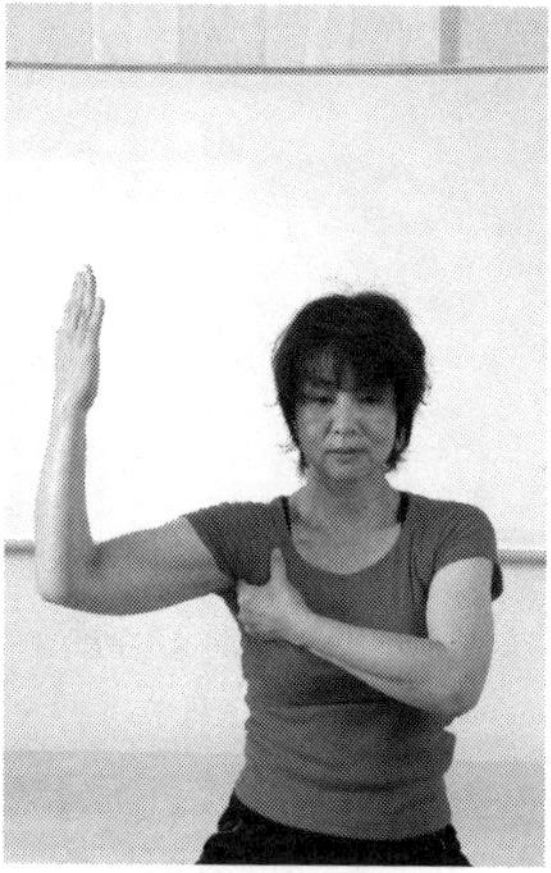

左手を右の脇の下にまわし、大胸筋をつまんで治療点を探します。治療点が見つかったら、強めにつまんだ状態で、右肩を40回上げ下げします。この時、右手は握ったほうが、より効果が高まります。同じ要領で左の大胸筋も刺激します。

治療点

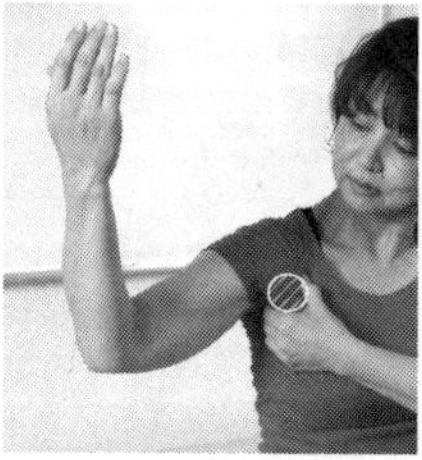

大胸筋はここ

脇の下に手を入れてつかめる、胸側の壁が大胸筋です。

STEP 2-5 大円筋をほぐす

左右40回ずつ

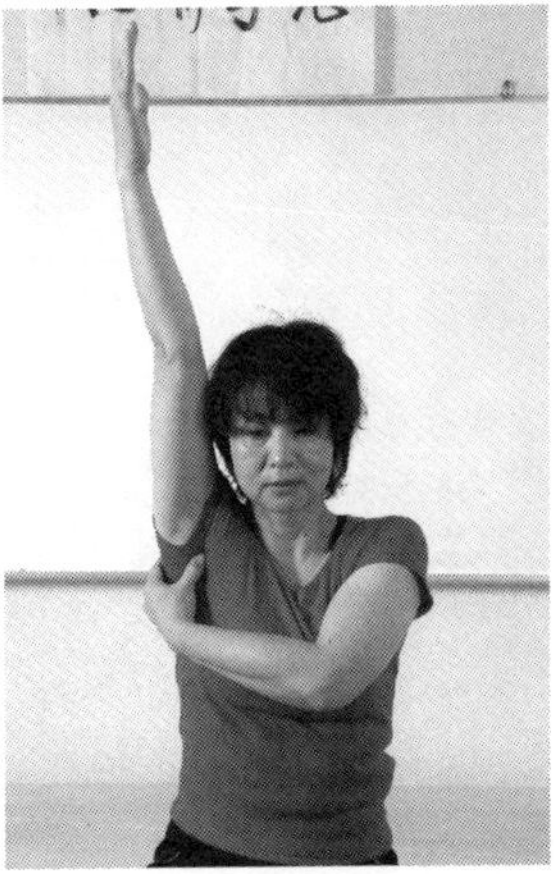

↔

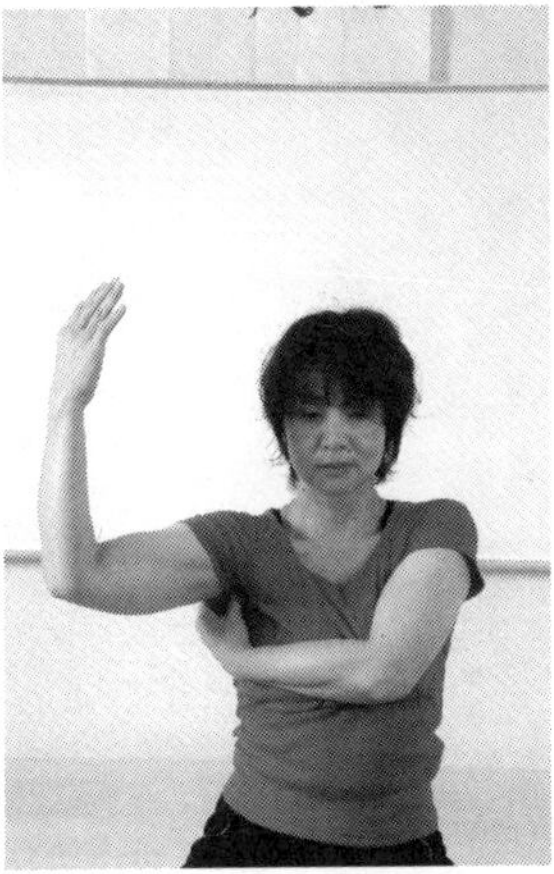

左手を右の脇の下にまわし、大円筋をつまんで治療点を探します。治療点が見つかったら、強めにつまんだ状態で、右肩を40回上げ下げします。この時、右手は握ったほうが、より効果が高まります。同じ要領で左の大円筋も刺激します。

治療点

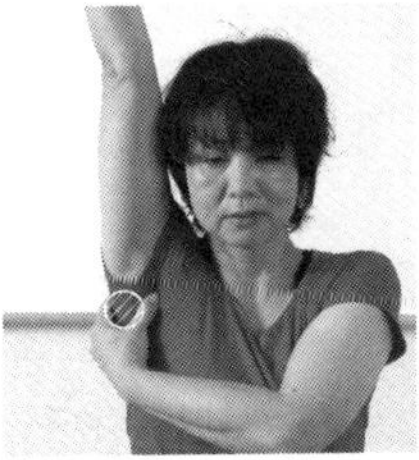

大円筋はここ

脇の下に手を入れてつかめる、背中側の壁が大円筋です。

STEP 3 「肩」をほぐす

肩への刺激は治療点の押さえ方、関連筋の動かし方それぞれいくつかやり方があります。こっている場所やこりの深度など、その人の状態によってまちまちですので、最も筋肉が動いている、刺激が加わっていると感じられる方法で行ってみてください。

● 肩のほぐし方は特殊！ ●

肩の場合は治療点の場所によって、効果的な治療点や関連筋の刺激の与え方が違ってきます。まずは色々と試して、どの方法がより筋肉が動くか、ほぐれる感覚があるか、探ってから行いましょう。

STEP 3-1 治療点を探す

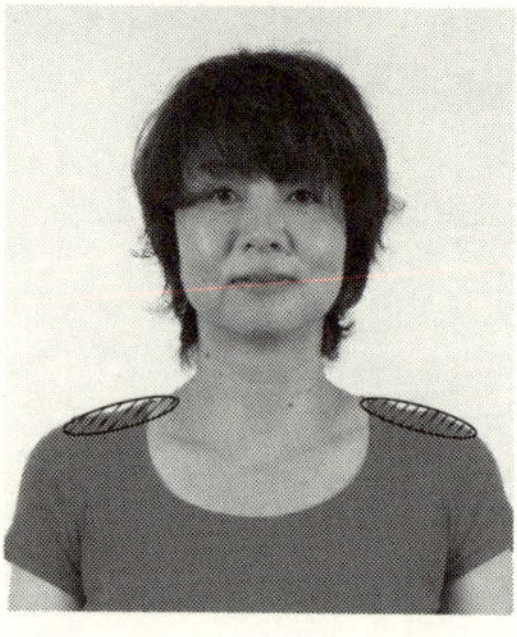

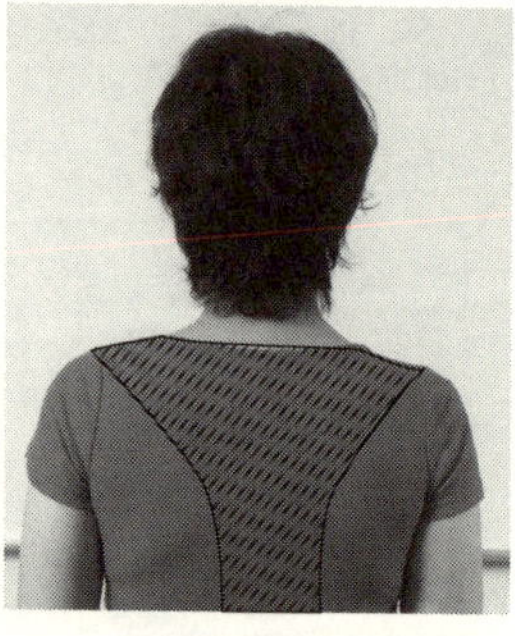

まず痛みやこりの中心部を探しましょう。肩こりともっとも深く関わっているとされる僧帽筋（上背部の三角形の大きな筋肉）や、肩甲骨周辺の筋肉を押してみてください。

STEP 3-2 治療点への刺激法を探る

治療点が見つかったら、下記のふたつの刺激法を試してみて、どちらが強く刺激が与えられているかを確かめます。

つまむ

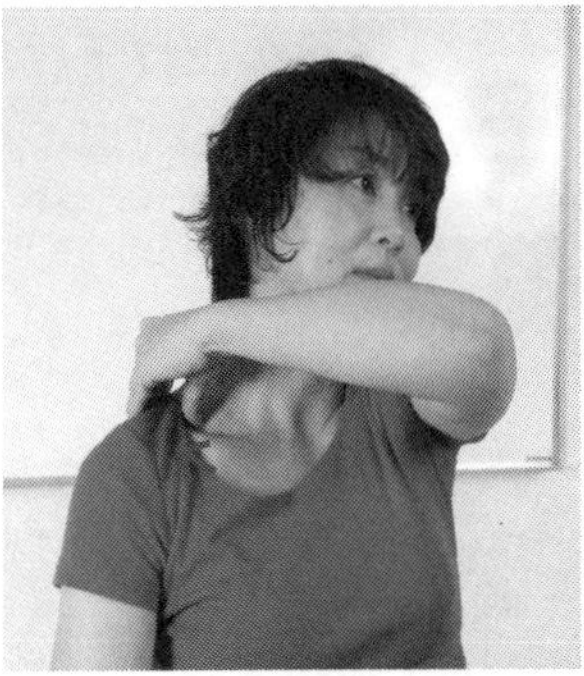

右肩を押し、治療点を見つけたら左手で治療点の筋肉をつまみます。その際もしぼるようにつまんで、「点」を意識します。

押す

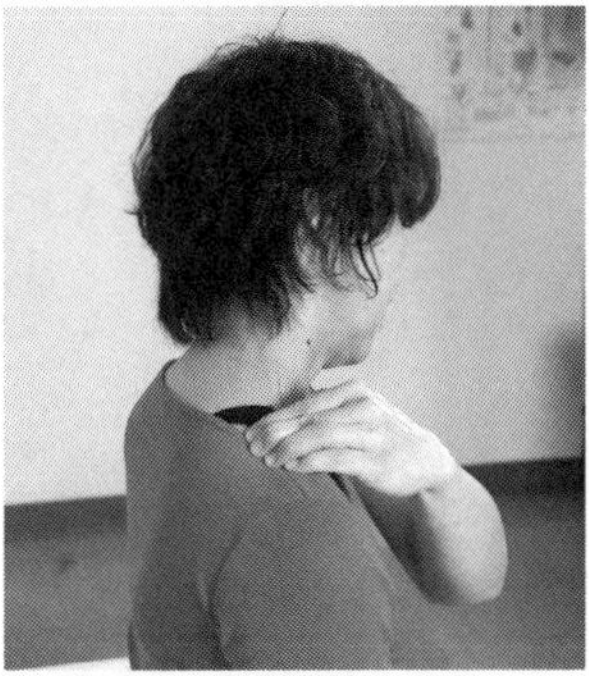

右肩を押し、治療点を見つけたら左手の指で治療点を強く押します。指の先端を使い、「面」ではなく「点」で押します。

● うまく押せない場所は？ ●

自分の手で治療点をタッチするのが難しい場合はテーピング用のテープを治療点に貼って行っても構いません。ただし効果が少し下がってしまうため、家族などにお願いできるのであれば、第三者に押さえてもらうのがよいでしょう。

STEP 3-3 効果的な方法で関連筋を刺激

関連筋を刺激する方法も、それぞれ異なります。下記の3つの方法をそれぞれ試して、気持ちいいものを選んでください。

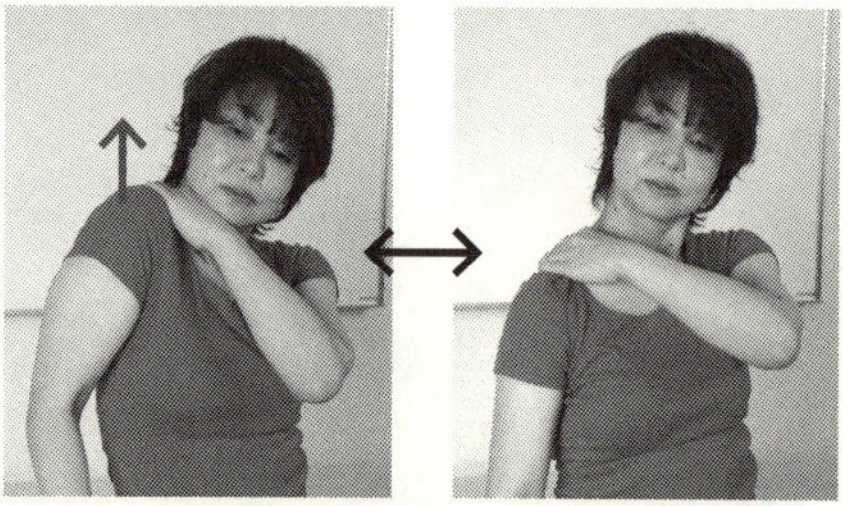

どれかひとつを
左右30～40回ずつ

肩の上げ下げ

治療点を押さえながら、肩を上げ下げします(上下の動きで1回)。

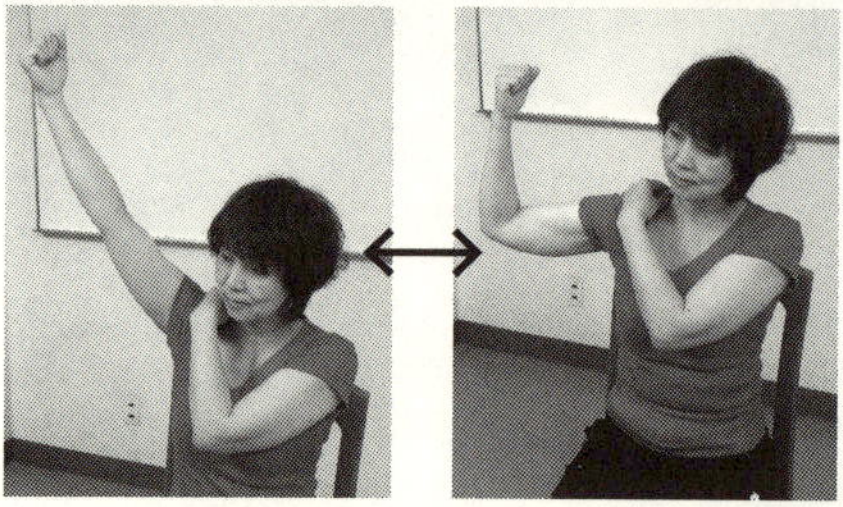

腕の上げ下げ

治療点を押さえながら腕を上げ下げします(上下の動きで1回)。手は握ったほうが効果アップ。

治療点の反対側の腕をもむ

治療点のある肩と同じ側の指で治療点を押し、反対側の手で治療点側の上腕二頭筋(力こぶの筋肉)を強めにもみます。

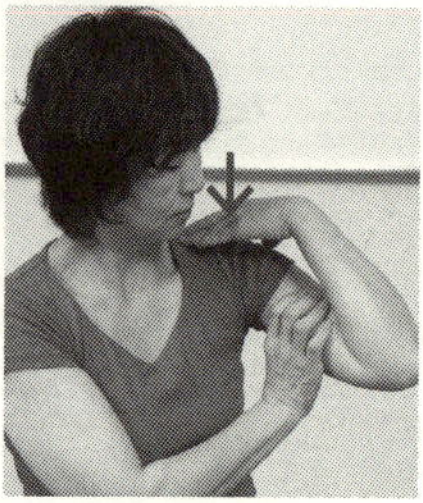

STEP 4 「首」をほぐす

ここまできたら、すでに「首こりほぐし」を始める前より、首のこりや痛みがゆるんでいることに気がつくのではないでしょうか。「首こりほぐし」の効果を実感しながら、仕上げをしていきます。

● 首も肩も同様にほぐす! ●

肩ほど複雑ではありませんが、首もこっている場所によって治療点や関連筋の刺激の方法を変えたほうが効果的です。肩と同じように組み合わせてみて、効果的な方法を見つけてください。

STEP 4-1 治療点を探す

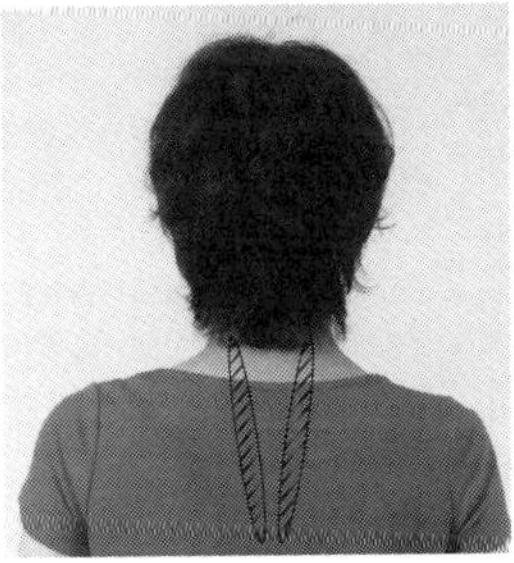

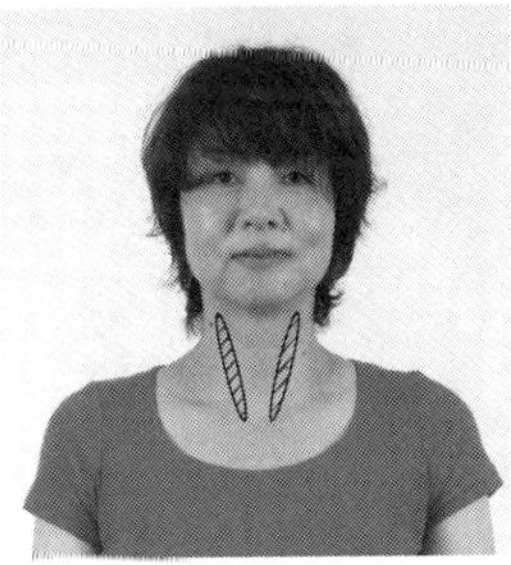

首のうしろ、横側はもちろん、前部もこりやすいので忘れずに治療点を探りましょう。特に首をひねった時に鎖骨から耳の下に浮き出る「胸鎖乳突筋」は必ずチェックを。

STEP 4-2 治療点への刺激法を探る

治療点が見つかったら肩で紹介したふたつの治療点の刺激の仕方（99ページ）から効果的な方法を選んでください。

STEP 4-3 効果的な方法で関連筋を刺激

首は治療点の場所によって関連筋の刺激の仕方が変わります。

治療点が首の横にある場合

どちらかを30 ～ 40回

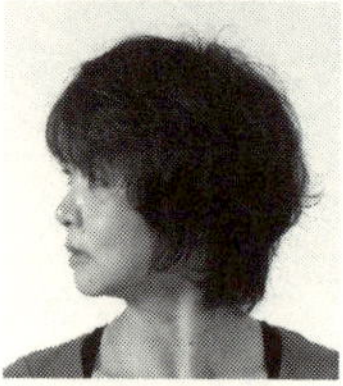
右側に痛みがある時

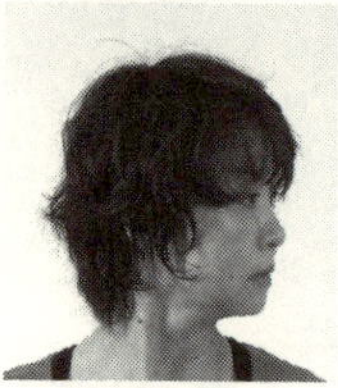
左側に痛みがある時

治療点と反対側の指で治療点を押しながら、痛みのでているほう（左側に痛みがあるなら左側）に顔を向け、また正面に戻します。これを30 ～ 40回繰り返します。顔を向けた時、これ以上いかないところできっちり止めるのがポイント。回数を重ねるうちに、この角度（可動域）が広がっていきます。

治療点が首の前か後ろにある場合

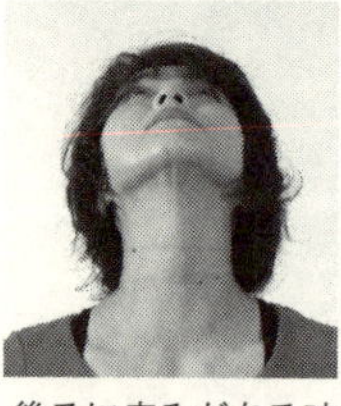
後ろに痛みがある時

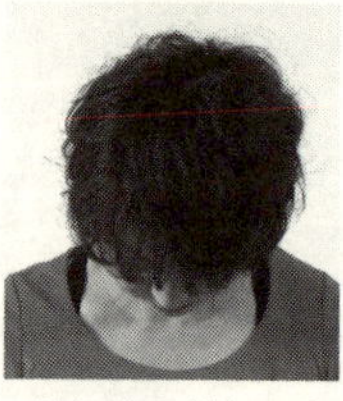
前に痛みがある時

押しやすいほうの手で治療点を押さえたら、痛みがでているほうに首を曲げ、また正面に戻します。これを30 ～ 40回繰り返します。できるだけ深く首を曲げるようにしましょう。回数を重ねるうちに痛みがなくなりスムーズに曲げられるようになっていきます。

終了！ 白湯を飲んで老廃物を流しましょう。また、P88の「可動域」チェックをしてみましょう。筋肉がゆるんで可動域が広がっているはずです。

第5章

毎日の生活の中で取り組みたい首こり予防術

首がこりにくい生活に改めていくことも重要

先にも説明したように、首はとてもこりやすいパーツです。こったらほぐすということも大切ですが、まず一番に考えなければいけないのは、こらないように予防をするということです。

まず、**基本となるのは姿勢です。頭の重さが首にかからないように、正しい姿勢をとることが重要**。特に、デスクワーク中は長い時間同じ姿勢でいることになるので、正しい姿勢を身につけてください。

正しい姿勢をキープするのは疲れると思われるかもしれません。確かに最初は元の姿勢のほうが慣れていますし、正しい姿勢を保つための筋肉が衰えているので、楽ではありません。

しかし、それでも続けていくと、体に余分な負荷がかからず、体がとても楽だということに気づくでしょう。また、少しずつ姿勢を保つための筋肉もついていくため、正しい姿勢でいるほうが楽になるはずです。

姿勢を保つための筋肉はインナーマッスルと呼ばれる、体の深層にある筋肉です。インナーマッスルは柔軟性があり、あらゆる動きに無理なく対応でき、持久力もあるという特徴があります。

しかし、インナーマッスルが鍛えられていないと、姿勢を保つために、アウターマッスル、表層にある筋肉が使われるようになります。

アウターマッスルはダッシュをするとか、重いものを持ち上げるといった、直線的で単純な動きは得意なのですが、柔軟性がありません。そのため**インナーマッスルの代わりとしてアウターマッスルを使ってしまうと、オーバーワークになり、こりや痛**

みを起こしてしまうのです。

つまり、こりや痛みが起こりにくい体を作るためには、インナーマッスルを鍛える必要があるのです。

そして正しい姿勢を維持することが、インナーマッスルを鍛えることにもつながります。

年齢を重ねていくと、自然と筋肉量は低下していきます。しかし、その大部分はアウターマッスルであり、インナーマッスルは年齢を重ねても維持しやすい筋肉です。高齢になると体がぐらぐらして転倒しやすくなり、それがきっかけとなって寝たきりになるというケースが多いのですが、しっかりとインナーマッスルが使えていると、転倒もしづらくなります。

さらにインナーマッスルはエネルギー消費量が高いので、インナーマッスルが鍛えられていると太りにくいというメリットも。

まずは正しい姿勢が作りやすい着席時だけでもよいので、少しずつ姿勢を矯正していきましょう。

正しい姿勢の作り方

着席時に正しい姿勢が作れるようになると、起立時、歩行時なども正せるようになっていきます。仕事などに集中すると姿勢のことを忘れてしまいがちになるので、アラームをかけておいて定期的に正してください。

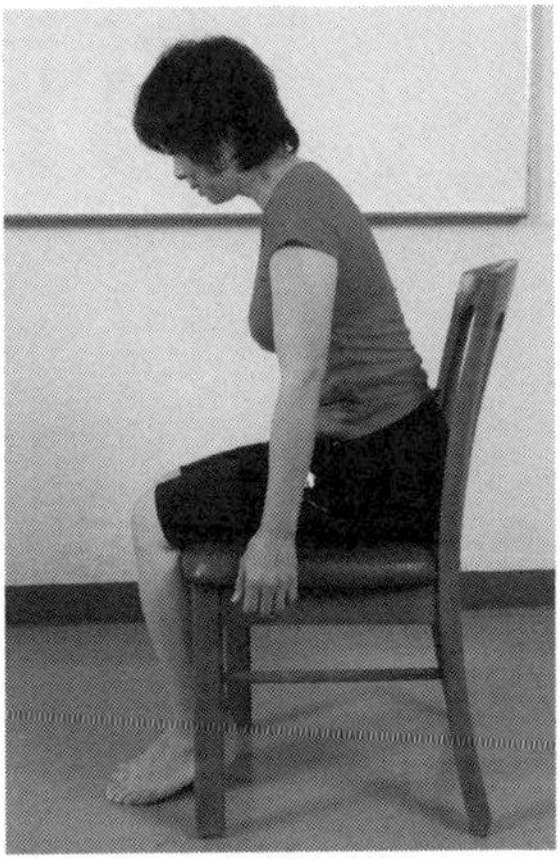

1 お尻は背もたれにつくぐらい奥に座る

お尻が背もたれにぴったりつくように、座面の一番奥まですべらせる。

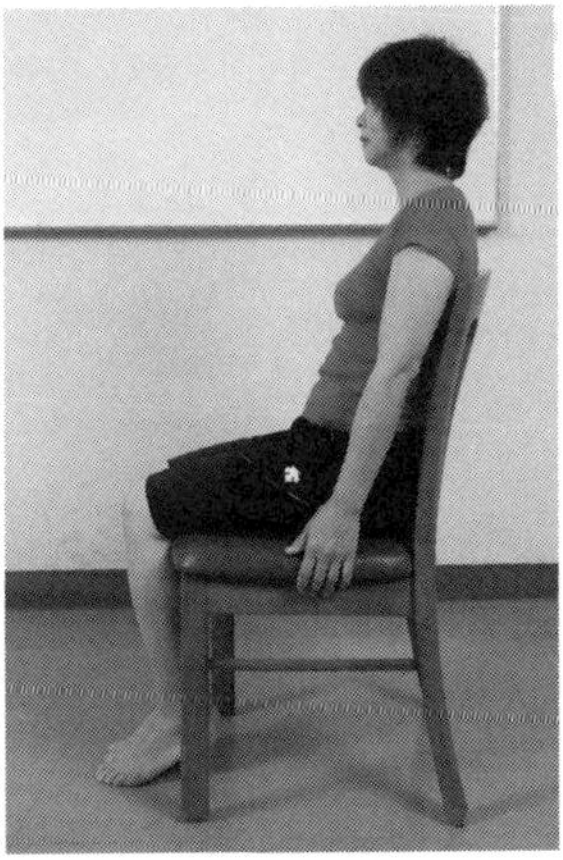

2 背中全体を背もたれにぴったりつける

1の位置をキープしたまま、上半身を起こして背中全体を背もたれにつける。

パソコン作業でこりを作らないための注意点

パソコンを使ったり、細かい手作業をするというような時は、目が疲れないように注意することも大切です。目が疲れると目の周りの筋肉が緊張し、それが首や肩にも伝わっていくからです。

特にパソコンを使用している時は、目が疲れやすいので注意しましょう。パソコンを使う時は、以下のことに注意してください。

・ディスプレイは体の正面にくるように

ディスプレイが斜めに置いてあると、腰なり首なりを曲げてディスプレイを見るようになり、こりの大きな原因になります。正面に置くのが理想ですが、スペースがなく斜めに置くような場合でも、必ずイスを回して体が正面にくるように心がけましょう。

・ディスプレイは見下ろす

パソコンのディスプレイを見上げるようになると、目が大きく開くので涙が蒸発しやすくなり余計に乾きやすくなります。ディスプレイは少し見下ろすぐらいになるように、イスなどで調整をしてください。

・涙成分の目薬を利用する

パソコンを使っていると瞬きが減り、目が乾きやすくなり、眼精疲労が進んでしまいます。意識的に瞬きをしましょうといっても、集中してしまうと忘れてしまいます。それよりは目に負担をかけない涙成分の目薬で適度な潤いを与えていきましょう。

・50分ごとに10分休む

本来であればもっと短い時間で休憩を入れたほうがよいのですが、仕事中だとそうちょくちょくと休むことはできないかと思いますので、50分に１回は休憩を。ただしこれは最低限なので、死守してください。

また、注意したいのは、その休憩時間に書類を書くなど、別の細かい仕事をしないということです。休憩時間の意味がなくなります。

目は近くを見ている時は副交感神経が優位な状態。しかし、体全体としては交感神経を優位にして集中力を高めています。すると目と体の自律神経がアンバランスになり、自律神経を余計に混乱させるといわれています。

ですから休憩時間に書類を書くといった近くを見る作業をすると、そのアンバランスさは解消されません。**窓の外を眺めるなど、なるべく遠くを見ることが大切**なのです。

アイマスクなどで目をしっかり休めるのもよいでしょう。目がどんよりと疲れているような時は、ホットアイマスクで血流を高めるとスッキリします。

タオルを濡らして電子レンジで温めたホットタオルや、市販されている蒸気で温めるアイマスクなどを活用してください。蒸気の熱というのは、じんわり深く広がっていくので深部まで温めるのに効果的です。

目がカーッと熱くなっているように感じる時は、オーバーヒートしていますのでジェルが入っているような冷たいアイマスクを。

そうもしていられないという場合には遠くを見るなどして目を休めてください。**「首こりほぐし」の中から気持ちいいと思えるものをピックアップして行うのもおすすめ**です。

スマホを長時間使うならうつむき姿勢にならないよう注意

近年、**首こりになる人が急増している大きな原因となっているのがスマホ**です。

スマホを使い過ぎて、頚椎のカーブがなくなってしまう、いわゆるストレートネックになってしまう人も増えています。ストレートネックになってもなお、首に負担をかけ続けていると、頚椎椎間板ヘルニアになることもあります。椎間板ヘルニアがひどくなると、手術が必要になるなど治療がとても大変なので、そうならないようスマホとは上手につき合ってください。

スマホは目や手先も疲れさせるので、長時間続けて使わないようにするのが理想的ですが、「それなら止めよう」という人はなかなかいないでしょう。

ですからせめて使用時の姿勢に気をつけてください。１０７ページで紹介した正しい姿勢で使用してほしいのです。床に座って使用する時は、頭まで壁によりかかって使用するとよいでしょう。

うつむくのではなく、スマホを持ち上げ、目と同じ高さにして使用するイメージです。

動画を見るなど、長時間手で操作をしなくてもよい時は、空いているほうの手でスマホを持っている手のほうの体側部をつかんで、スマホを持っている手の支えにすると楽です。

うつむき姿勢を続けていると、顔がたるみやすくなるともいわれています。女性であればスマホを使う時の姿勢に気を使うだけで、アンチエイジングにも役立つというのは嬉《うれ》しいことではないでしょうか。

こまめなリセット体操で首のこりを重症化させない

毎日、仕事をしたり、テレビを見たりといった普通の生活をしているだけでも、首はすぐにこってしまいます。

こりも放っておくとしつこく、治しづらいものになっていきますが、日々アプローチしていればほぐすのはそれほど大変ではありません。

さらにこりを感じる前に体を動かしておくというのも理想的です。

パソコンやスマホを使うなど同じ姿勢を続けたら、これから紹介するワークを行い、ほぐしていきましょう。

定期的に適度に体を動かすと、集中力も高まります。

先にも紹介したようにパソコンを使っている時は50分ごとに休憩時間が必要ですから、その時間にぜひ取り入れてみてください。

首・肩をゆるめる簡単ワーク①

1 できるだけ肩を上げる

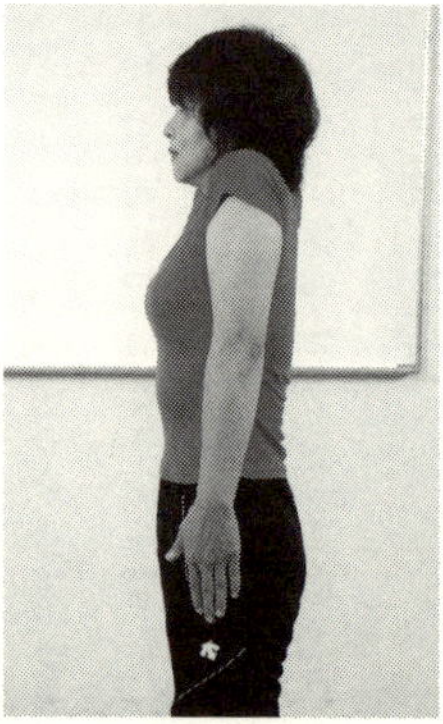

腕の力を抜き、肩をできるだけギュッと上げます。

各5 ～ 6回

2 親指または小指を意識し腕を下へ

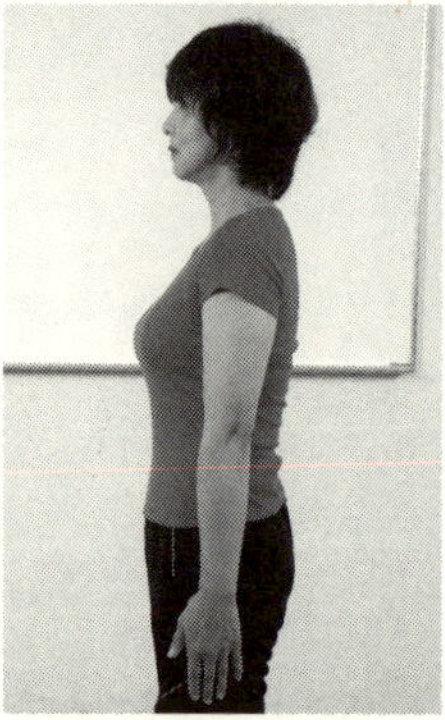

小指が床に引っ張られるようなイメージで、腕を伸ばします。こうすることで、肩甲骨をゆるめることができます。**1**と交互に5～6回繰り返します。

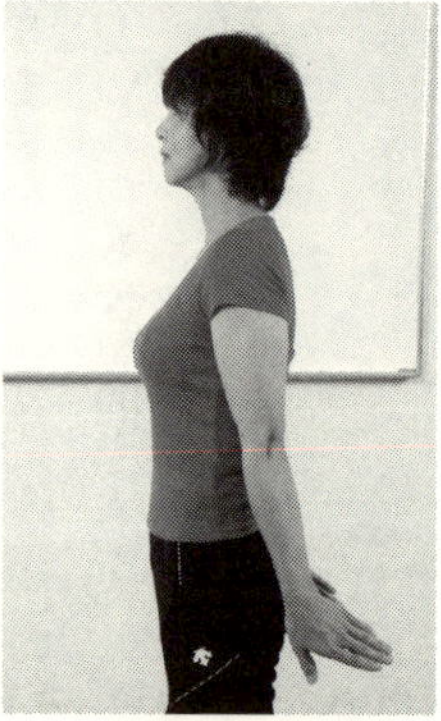

親指が床に引っ張られているようなイメージで、腕を伸ばします。こうすることで、肩の前面をゆるめることができます。**1**と交互に5～6回繰り返します。

首・肩をゆるめる簡単ワーク②

1 背中につけて両手を組む

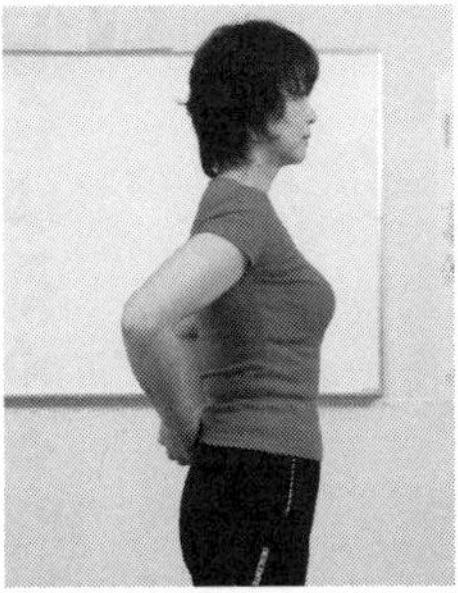

後ろから見ると

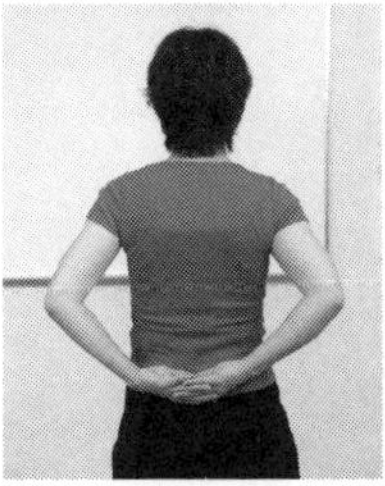

肩幅に足を開き、ひじを軽く曲げて、手を後ろで組みます。手は背中につけてください。

↕

2 手を背中に沿わせるように腕を伸ばす

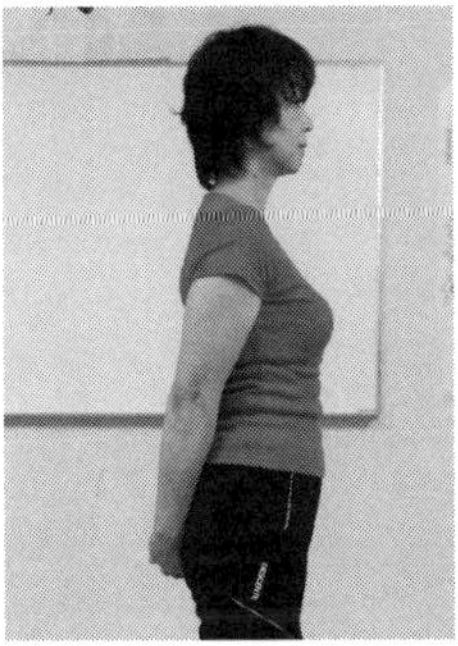

後ろから見ると

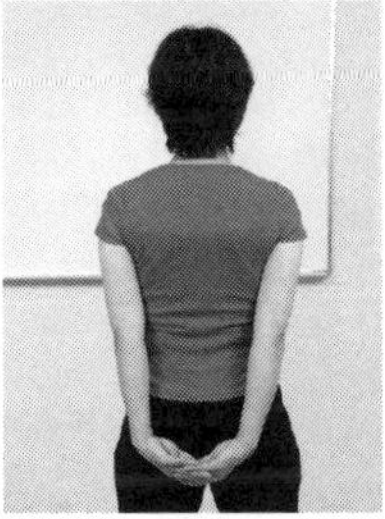

組んだ手を背中(お尻)につけたまま腕をできるだけ伸ばすことで肩甲骨が下がってゆるみます。この時、手が背中から離れてしまうとゆるまないので注意! **1**と**2**を1セットで5〜6回行います。

首・肩をゆるめる簡単ワーク③

1　親指を下に向けて腕を伸ばす

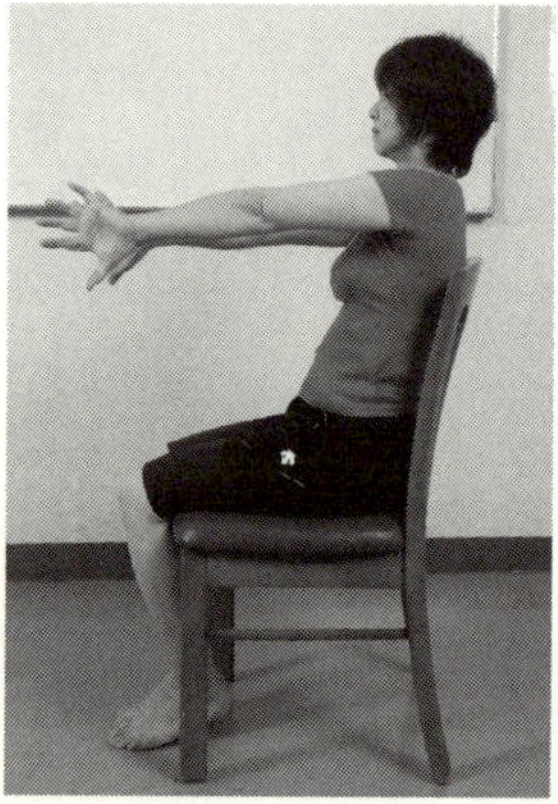

親指が床を向くように、腕を床と平行にまっすぐ伸ばします。その状態のまま、5秒静止。

↕

2　ひじで背もたれを強く押す

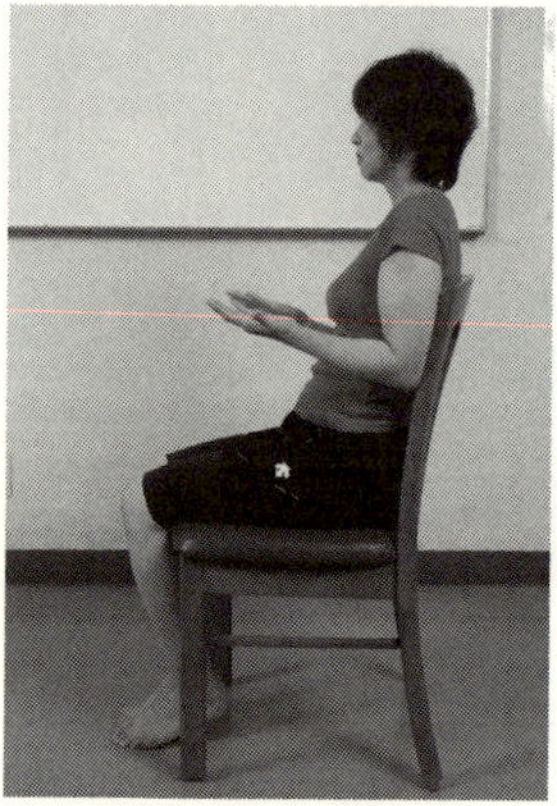

手の平を上に向けてひじを曲げて、ひじでイスの背もたれをギューッと押します。そのまま5秒静止。**1**と**2**を1セットで4〜5回行うことで、肩の後方への可動域が広がり動かしやすくなります。

枕や布団、寝間着など寝やすさを重視して選ぶこと

「首こりほぐし」を続けながら生活を改めてみても、なかなか首のこりがよくならないという人は、枕を見直してみましょう。

枕が高いと寝ている間中、ずっとうつむいていることになります。せっかくほぐしてから眠っても、寝ている間にこらせてしまっていては意味がありませんね。

専門店や百貨店などでは、頸椎のカーブを測定し、それに合わせて枕を仕立ててくれるオーダーやセミーオーダータイプの枕もそろっているので、利用してみるのもよいでしょう。

もしくはタオルを重ねてよい高さにするという方法もあります。バスタオル複数枚用意し、たたんだりくるくると丸めたりしながら調整をして、あごが下も上も向かない状態、正しい姿勢（１０７ページ）の顔の状態をキープできるような高さにしていきましょう。

その際、寝返りできるよう、肩幅程度の広さをとっておいたほうがよいので、タオルよりはバスタオルのほうがおすすめです。

人は寝ている間に何度も寝返りをして、血液が滞らないようにしています。そのため**寝返りが減ってしまうと、肩や首もこりやすくなる**のです。

寝返りをうちやすいようにするためには、布団も重要です。敷布団がやわらか過ぎると体が沈み込んで寝返りが減りますし、冬であれば掛け布団が重いとこれもまた寝返りを阻みます。昔ながらの綿布団でないと落ち着かないという人もいますが、寝返りのためには軽い羽毛布団のほうがおすすめです。

さらに、寝間着もできればゆったり作られていて寝返りしやすいパジャマが理想的です。スウェットなどの室内着だと寝返りが制限されるだけでなく、通気性も悪いので眠りが浅くなることもあるからです。

人生の約3分の1は眠っているのですから、体にいい寝具を選ぶかどうかで、健康度合いも違ってくるのではないでしょうか。

筋肉をやわらげ血流を促す玄米やナッツを食べる

栄養不足もこりを深刻化させる一因になります。

栄養素というのは相互的に働いているので、まんべんなく補うのが理想的です。そういった意味では外食がちな人などは特に、マルチビタミン・ミネラルのサプリメントでカバーするというのもよいでしょう。

特にこりにいい食事を心がけたいという人は、以下の栄養素を意識的に補うようにしてください。

・ビタミンB_1

まず、多く見られるのはビタミンB_1不足。ビタミンB_1は肩こりの薬などで筋肉疲労の解消のために配合されているように、不足するとこりやすくなります。

ビタミンB_1は糖分を代謝させるために必要な栄養素ですが、現代人は糖分をとり過ぎる傾向にあります。

特に白米や食パン、甘い菓子や清涼飲料水に含まれる白い砂糖。こういった精製され過ぎた食品をとってしまうと、ビタミンB_1がいくらあっても足りない状態になってしまうからです。

玄米や全粒粉であればビタミンB_1も一緒にとれるのに、せっかくのビタミンやミネラルを取り除いているのですからもったいない話です。

ビタミンB_1は豚肉や豆類、ナッツなどに多く含まれています。

しかし、そうはいっても、毎日これらの食材を食べ続けられる人は多くはありません。栄養は日々の体を作っていくものですし、このような慢性的な不調に働きかけるためには、継続してとり続けていくことが大切です。

白米を食べている人なら玄米に代える、パンは全粒粉がなければライ麦パンにする。家の砂糖を三温糖やさとうきび糖、てんさい糖に代えるなど、日頃とる炭水化物をなるべく精製され過ぎていないものに代えることから始めてみましょう。

・ビタミンE

これもよく肩こりや疲労改善の薬に配合されている栄養素です。

ビタミンEには毛細血管を広げて、血液の流れをよくするという働きがあります。血流がよくなると筋肉が動くために必要な酸素や栄養素がしっかりいきわたり、また、肩こりの原因となる老廃物も排泄しやすくなります。

目の血流がよくなり疲れがやわらぐことでも、首や肩のこりが軽減されるでしょう。

ビタミンEにはこのような血行促進効果のほか、優れた抗酸化作用があります。

酸化というのは既にほとんどの方がご存知だと思いますが、鉄が酸化すればサビになるというように、物質と酸素が結びつく化学反応のこと。

生きるためには必ず酸素が必要になるわけですが、呼吸によってとり込まれた酸素の一部は活性酸素と呼ばれるものに変化します。この活性酸素は体を外的刺激から守る働きもあるのですが、ストレスを抱えていたり、紫外線を大量に浴びたりといったことから過剰に発生すると自分自身の細胞も攻撃をするという厄介なものです。

輪ゴムをしばらく放っておくと、弾力性がなくなり、もろくなりますが、酸化した体というのはちょうど、そのような状態になった輪ゴムに近いと考えてください。

肌であればシワができますし、内臓も血管も弱くなります。

ビタミンEはこのような老化を進める活性酸素を効果的に抑えてくれることから、老化防止のビタミンとも呼ばれています。

ビタミンEは脂溶性のビタミンのため、あん肝やいくら、うになど、こってりとした食品に多く含まれています。こういった食品を食べ続けているとコレステロールも上がってしまうので現実的ではありません。

そこでおすすめなのは油を見直すことです。サフラワー油（紅花油）はビタミンEが豊富です。

ビタミンB1で紹介した玄米にもビタミンEは豊富に含まれているので、主食と油の両方を代えればかなりのビタミンEを補えるのではないでしょうか。

また、ナッツ類にも多く含まれています。ナッツというと、太る、ニキビがでるといった印象を持っているかもしれませんが、油も塩も使わず素焼きにしているだけのナッツはかえってダイエットや美肌に役立つといわれています。

また、先ほど紹介したビタミンB_1もナッツ類でとれるので、おやつは甘い菓子を止めてナッツにしてはいかがでしょうか。

ビタミンE、ビタミンB_1ともに豊富に含まれているのは落花生（ピーナッツ）や松の実です。

ビタミンE補給であればアーモンド、ヘーゼルナッツもよいでしょう。

・マグネシウム

カルシウムは骨にいいと思い浮かべられる人でも、マグネシウムは一体何によいミネラルなのかよく知らないという人も多いのではないでしょうか。

マグネシウムにはさまざまな働きがありますが、筋肉の緊張をゆるめるという働きもあります。筋肉が緊張してこりがうまれるわけですから、マグシウムを補わないとまたこりが生まれやすくなります。

マグネシウムを含めミネラルは幅広い年齢層で不足しがちな栄養素です。その理由として吸収率が低いということも挙げられますが、食品に添加されているリンやカフェイン、アルコール、ストレスといったもので、どんどん排泄されてしまうからです。マグネシウムが不足するとこりやすくなるだけでなく、偏頭痛も起こりやすくなります。さらには過労死の一因にもなるといわれていますので、忙しい人は特に意識的に摂取したほうがよいでしょう。

マグネシウムもまた、玄米やナッツ類に豊富に含まれています。ナッツでは特に多いのはアーモンドやカシューナッツですが、落花生やヘーゼルナッツ、くるみなど、幅広いナッツに多く含まれます。

マグネシウムはカルシウムとともにバランスよくとらないと効率よく使えない栄養素です。カルシウムは残念ながら玄米では多くとれません。桜えびやしらす干しはカルシウム、マグネシウムともに豊富に含まれているので、ご飯の友として常備しておくとよいでしょう。

ちなみにそれらの食品ほどではありませんが、納豆もマグネシウムとカルシウムがとれます。ほかにも鉄やモリブデンなど、ミネラルが豊富に含まれているので、こちらもおすすめです。

家具の配置も見直して首に負担をかけないようにする

家の家具の配置も、首こりにつながる場合があります。

テレビをよく見る人であれば、テレビと自分が座る場所を見直してみましょう。以下のポイントがひとつでも当てはまらなければ、すぐにでも改善を。

・体の正面にテレビがくる
・テレビ画面の中央が、目線よりもやや下にくる
・テレビとは3メートル以上離れている

体の正面にテレビがこないと、どうしても首をひねって見ることになるので、これは絶対に配置替えしてください。

テレビ画面が目線よりも下にきたほうがいい理由は、パソコンのモニターと同じで目が疲れないようにするというのと、ずっと首を上げている姿勢もまた筋肉に負担をかけるからです。

また、配置はよくても見る姿勢が悪いという場合もあります。ソファに寝転がって長時間テレビを見るというのはよくありません。楽な姿勢で見たいのであれば、背もたれが高いイスに深く腰かけるようにしてください。

下半身をゆるめると首こり解消効果が加速

肩や首がこっている人は、十中八九、下半身もこっています。逆に下半身のこりも肩や首のこりに影響するといえるでしょう。

足元が安定しないと、首にも負担をかけます。女性でよくハイヒールをはいているという人は、注意してください。

ハイヒールで足に負担をかけていると、足を支えるためのアーチが崩れ、ペタッと広いた開帳足になっていきます。そうなると地面を踏ん張る力がなくなるため、体がグラグラします。地震が起こると上層階ほど揺れるように、足元がグラグラすると首は大きく影響を受けます。

また、足のアーチが崩れていると、歩行時の衝撃が首にも伝わりやすくなります。スマホと同じで首によくないといっても止められないかもしれませんが、なるべく長時間はかないなど心がけてみましょう。

開帳足になると外反母趾《がいはんぼし》といった足のトラブルも起こりやすくなります。外反母趾はひどくなると手術が必要になるなど、治療が困難になります。

また、足にトラブルがあると、ふくらはぎや太ももといった〝脚〟にも負担がかかりやすくなり、リンパや血液の流れが悪くなるなどして、脚が太くなったり、形が悪くなるということも。せっかく脚を美しく見せるためのハイヒールなのに、脚の形を悪くしてしまっては本末転倒です。

足は「第二の心臓」といわれるぐらい、健康に保っておかないと、体全体の不調を招く大切なパーツです。せめてハイヒールをはいたらケアを怠らないようにしてください。

これから紹介するワークを行うのもおすすめです。

このワークはゴムチューブを使用します。ゴムチューブを巻くことで治療点を刺激するという二点療法の効果もありますし、運動後、ゴムチューブをはずすことで血流を一気に高めるという効果もあります。

女性は脚に筋肉が少ないために、どうしても下がった血液を心臓に押し戻す力が弱くなり、脚がむくんだり冷えたりしがちです。

また、中高年になるとその血流の悪さから、静脈血管が浮きでてくる下肢静脈《じょうみゃく》瘤《りゅう》になる人も増えてしまいます。

さらに自律神経のバランスが崩れていると余計に冷えてしまうので、ぜひ取り入れてみてください。

女性が気にしている太ももにでてくるオレンジの皮のように肌がデコボコになるセルライトも冷えによって代謝が低下することであらわれます。セルライトケアのためにも役立つでしょう。

さらに同じようにゴムチューブを使って、腕の血流を高めるワークも紹介します。下半身の血流を高めるワークとともに行うと、全身の血や水分、エネルギーの循環がよくなり、一層自律神経が整いやすくなります。

ゴムチューブはエクササイズ用に市販されているものでかまいません。このゴムチューブはワークのほかにも、たすきがけのように巻きつけると姿勢矯正にも使うことができ、背中や腰の痛みも軽減でき大変便利です。

マジックベルトを持っているならそれでもＯＫ。

交感神経が優位になるので、寝る前は避けて行いましょう。それ以外であればいつでもかまいませんが、血流がよくなっている入浴後であればさらにめぐりがよくなります。

終わったあとは「首こりほぐし」などと同様に、白湯を飲んで老廃物の排泄を促しましょう。

下半身の血流を促すワーク①

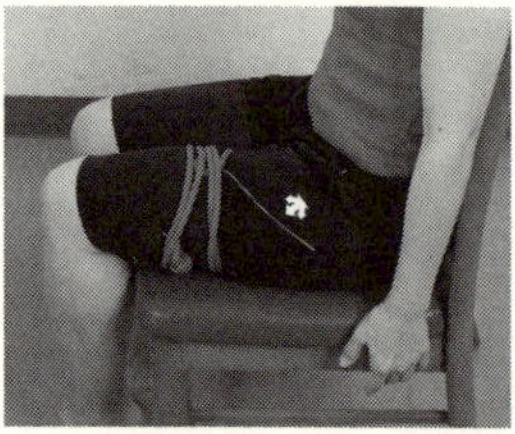

準備・ゴムチューブを巻く

太ももの中央あたりにゴムチューブを二重か三重にして強く締めます。

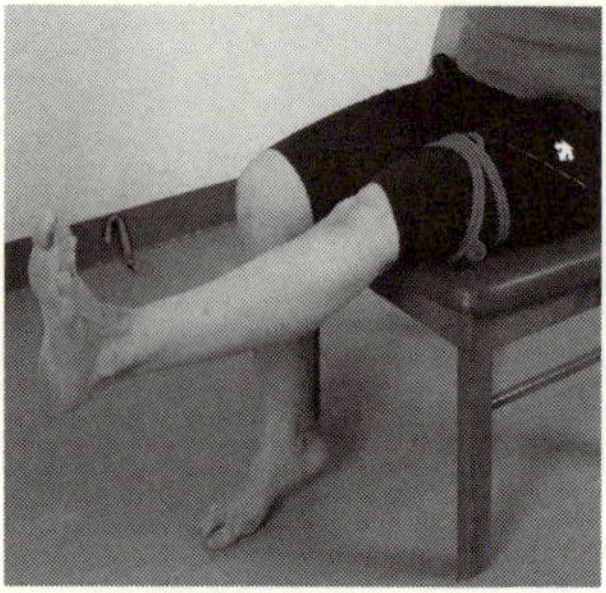

1　足首を曲げて脚を伸ばす

ひざから下を上げて、脚を伸ばします。足首は曲げ、つま先が天井を向くようにします。

↕ 30 ～ 40回

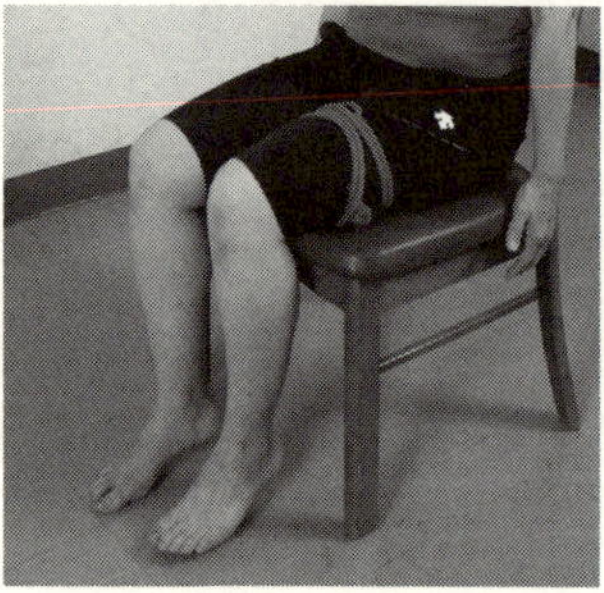

2　ひざを曲げて足を下ろす

ひざを曲げて足を床につけ、元の状態に。**1**と**2**を1セットでリズミカルに30 ～ 40回行います。

下半身の血流を促すワーク②

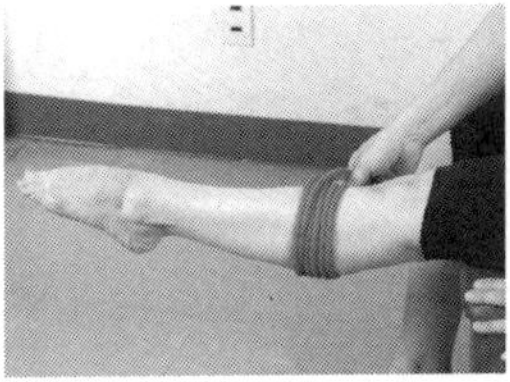

準備・ゴムチューブを巻く

ふくらはぎの最も太くなっている部分にゴムチューブを二重か三重にして強く締めます。

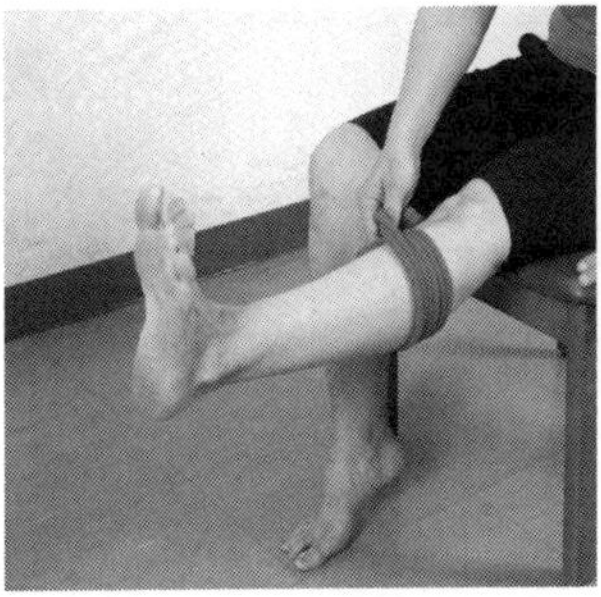

1 脚を伸ばして足首を曲げる

脚をまっすぐ伸ばし、足首を立て、つま先を天井に向けます。

↕ 30 ～ 40回

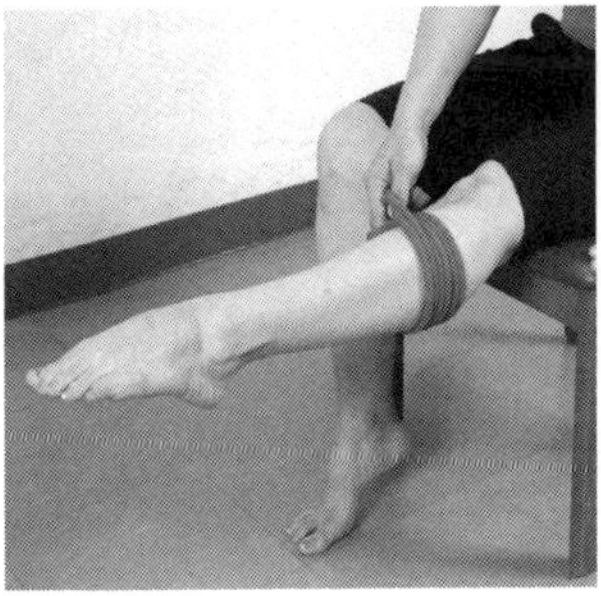

2 足首を伸ばして脚を一直線に

脚は伸ばしたまま、足首をまっすぐ伸ばします。**1**と**2**を1セットとし、リズミカルに30～40回。

血流を促すプラスαのワーク

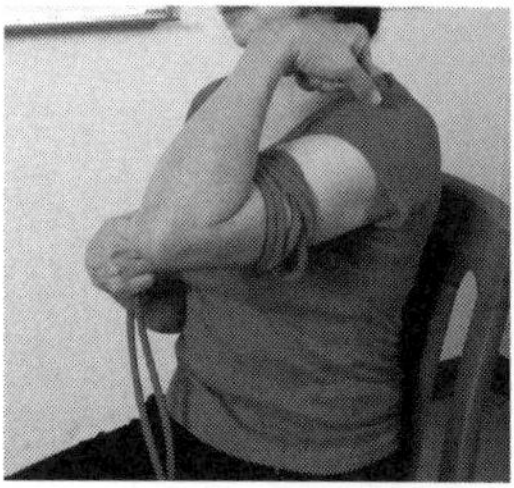

準備・ゴムチューブを巻く

二の腕中央にゴムチューブを二重か三重にして強く締めます。

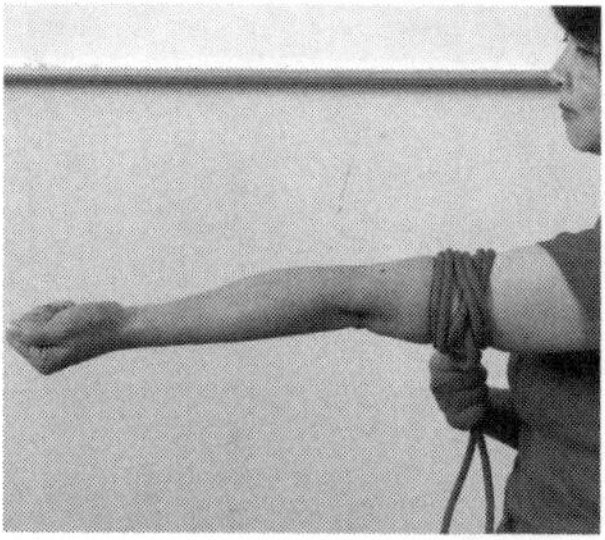

1　ひじを下にして腕を伸ばす

こぶしを握り、ひじを下にして腕をまっすぐ伸ばします。

↕ 30 ～ 40回

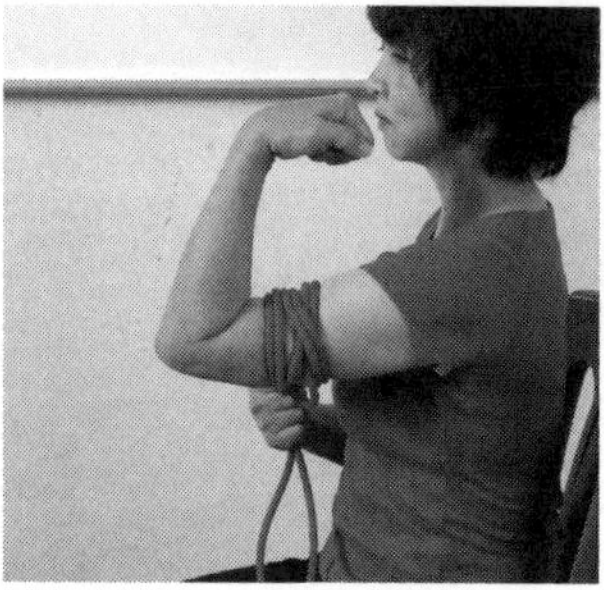

2　手首を曲げひじも曲げる

手首を手前に曲げながら、ひじを曲げます。**1**と**2**を1セットとし、リズミカルに30 ～ 40回行います。

第6章

バランスを崩さないための自律神経調整法

毎日のちょっとした工夫で自律神経はさらに整えられる

毎日の生活の中でも、自律神経を整える方法があります。しっかり不調を改善していきたいという人は、できることからでかまわないので、取り組んでいきましょう。

まず、交感神経が優位になっている人にとっても、副交感神経が優位になっている人にとっても役に立つのは自然と触れ合うことです。

現代人は自然と逆らって生きています。夏でも室内は冷房でキンキンに冷えていて、冷たい食べ物や飲み物でどんどん体を冷やし、本来であれば暗いはずの時間帯でも電気で煌々《こうこう》と明るい生活に慣れてしまっています。

暑ければ汗をかかせて体温調整をしたり、暗くなれば体を眠りに向けて準備していく自律神経が狂ってしまうのは当然といえるでしょう。

電車やオフィスなどでは自分で温度設定するのは難しいことですが、夏なら自宅では冷房に頼らない時間を作ってみてください。もちろん無理をすると熱中症の危険がありますし、そもそも気温自体が昔より上がっているので、冷房をまったく使うなとは決していいません。

使わないようにするよりも、上手に使うことを意識してほしいのです。

たとえば仕事などから夜帰宅した時、建物自体が熱くなっていますからいったんは冷房で冷やさないと暑くていられません。しっかり冷やしたらそれ以降は扇風機に切り替えてみましょう。最近のＤＣモーターの扇風機は、まるで自然の風のような心地よさが特徴です。

外が涼しくなったら窓を開けて、外気も取り入れてください。近所迷惑でなければ風鈴をとりつけて１／ｆゆらぎの音を楽しみましょう。

1／fゆらぎというのは大きくなったかと思えば小さくなったり、強くなったり弱くなったり。連続的であっても一定ではない揺れのことをいいます。たとえば川のせせらぎや風に揺れる木漏れ日。自然に多いのですが、電車の揺れなども1／fゆらぎといわれています。

電車に乗ると眠くなるように、1／fゆらぎには自律神経を副交感神経にスイッチさせてリラックスさせる働きがあるようです。

最近の扇風機には1／fゆらぎの風が作れるものもあるので、あわせて使ってみるのもよいでしょう。

冬でもヒートショックには注意しなければいけませんが、寒さにブルッと身を震わせるような時間も必要です。タイマーをセットしておき、起きた時には部屋が暖まった状態にしている人もいるかもしれませんが、あえて暖房は入れず、寒さを目いっぱい楽しんでみてはいかがでしょうか。

せっかくなら窓も開けて、冬独特の澄んだ空気を吸い込んでみてください。

ただし、夜寝る時は寒過ぎると交感神経が優位になり、眠れなくなってしまいます。

湯たんぽなどで布団をあらかじめ温めておくと、その温かさで副交感神経が優位になり寝つきやすくなります。

温めるといっても電気毛布を一晩中つけていたりすると、汗をかいて体内の水分が減りドロドロ血になりやすいのでやめましょう。通気性が悪かったり、暑くなり過ぎることで眠りの質も悪くなります。

豊かな自然の中にでかけてゆったりと身を置いてみる

自然が豊かな場所にでかけてみるというのも、とてもおすすめです。

都会に暮らしている人でも、大きな神社や公園などに行けば自然に触れ合えるのではないでしょうか。

木が放出するフィトンチッド（人間にとって癒やし効果があるといわれている、樹木がだす化学物質）をたっぷり吸い込み、揺れる木漏れ日を眺め、風に当たり、実際に木に触れてみたり。長い時間いられなかったとしても、十分、自律神経によい作用をもたらしてくれるはずです。

また、大きな公園なら芝生があるはずですから、裸足になって歩いてみるのもおすすめです。現代的な生活をしていると少しずつ体が帯電していき、自律神経にも影響をおよぼしていきますが、土に触れると電気を放出することができます。

そういった意味では畑や園芸を趣味にするのは理想的といえますね。

時間が許すなら山などにキャンプに行くのもおすすめです。本当の自然はやはり公園などとは比べ物にならないぐらい圧倒的で包容力があります。

また、都会に住んでいると忘れてしまう、夜の暗さというのを味わうこともできます。夜風に当たりながら、満天の星空を眺めてみてください。

キャンプ経験がない、道具がないという人は、バンガローなどの宿泊施設でももちろんかまいません。大切なのは大自然の中に身を置くということです。

近年、子供にも自律神経失調症が増えています。ひどくなるとそれが原因で不登校になるなど、人生そのものに大きなダメージを与えかねません。

子供がいる人ならなおさら、自然に身を置くことは重要です。アミューズメント施設に行くよりも、自然の中で裸足で駆け回る機会を作ってあげるほうが、子供にとっては何十倍も有意義なのです。

睡眠を改善すると自律神経が整いやすくなる

自然に逆らわないという点では、睡眠を工夫するということも大切です。

第2章でもお話ししましたが、睡眠というのは自律神経に大きな影響を与えます。つまり睡眠を改善するだけでも、大きな効果が得られるともいえるでしょう。

・自律神経を整えるためには7〜8時間の睡眠を

睡眠で最も大切なポイントは睡眠時間です。

有益な睡眠時間に関してはさまざまな研究がなされており、そのほとんどの調査において7時間から8時間程度の睡眠が理想的という結果がでています。

うつ病においても日本大学の研究チームによって、7時間以上8時間未満睡眠の人が最もうつ状態が少ないということが明らかにされています。

もちろんうつ状態になると過眠しやすくなったり、眠っている途中で目が覚めてしまったりという睡眠障害があらわれやすくなるので、睡眠時間がうつに影響しているばかりではなく、うつが睡眠に影響しているということも考えられます。

とはいえ高血圧にせよ、糖尿病にせよ、7~8時間睡眠が最も理想的という結果がでていることを考えると、やはりうつを予防するためにもその程度の睡眠時間が最適なのではないかと思います。

ちなみに寿命が長いのも7時間程度の睡眠の人です。高血圧や糖尿病リスクが軽減されるのですから寿命が長くなるのも当然といえば当然の結果です。

・早起きをして朝日を浴びること

次に大切なのは朝日を浴びるということです。

人の体には体内時計を刻む時計遺伝子があり、その時々に合わせて活動しやすい状態を作ってくれています。

たとえば仕事や勉強などの活動を行わなければいけない日中は交感神経を高めて集中しやすい状態を作ってくれていますし、夜になると逆に副交感神経を上げて心身をリラックスさせ、眠りやすい状態を作ってくれています。

この時計遺伝子が狂ってくると、当然、自律神経も狂いが生じてきます。

厄介なことに時計遺伝子が刻む時間は、１日が25時間、つまり、実際の時間よりも1時間程度長くなっています。つまり放っておくとどんどん夜型になってしまうのです。

そのため日々、体内時計をリセットする必要があるのですが、それを行うのが朝日です。

時計遺伝子の中枢は、目に入った光の情報を処理している視交叉上核《しこうさじょうかく》という部分にあります。そして朝日を浴びると、それがサインとなって時計遺伝子は体内時計をリセットするのです。

このリセット作業をしっかり行うために、早起きを心がけましょう。遅くても7時までには起きてください。そして起きたらすぐにカーテンを開けて、朝日をたっぷり浴びるのです。天気がよければそのままベランダや庭にでてみたり、窓を開けて外気に触れるのもおすすめです。

曇っている日はどうすればいいのかと疑問に思うかもしれませんが、曇りや雨の日の明るさでも時計遺伝子は十分認識するそうです。

朝日を浴びると眠りのホルモン（メラトニン）の分泌も止まるので、眠気もスッキリするでしょう。

日頃忙しくしている人は、休日ついつい寝過ごしてしまいがちですが、昼頃まで眠ったりしていると体内時計が狂い、休み明けがとてもつらくなります。遅くても10時ぐらいまでには起きたほうが後々楽です。

体内時計を狂わせずに睡眠時間を補いたいのであれば、朝は頑張ってふだん通りに起き、夜早めに寝るのがよいでしょう。

・就寝する時間帯にも注目

女性なら夜10時から翌2時までは、眠りのゴールデンタイムとか、シンデレラタイムなどと聞いたことがあるのではないでしょうか。

この時間帯は眠っていると成長ホルモンが分泌されやすく、その恩恵が受けられると痩せたり美肌になれるのです。

このように眠っている間も時間帯によって分泌されやすいホルモンが違っていたり、自律神経もシフトチェンジしていたりと、時間ごとに体内の活動は変化しています。

この体内の活動と睡眠時間があまりにもかけ離れてしまうと、自律神経が乱れやすくなり、眠っても疲れがとれにくいといったトラブルが起こりやすくなります。

本来であれば10時頃には就寝して、朝5～6時頃に目覚めるというのが理想的。なかなかそんな生活はできませんが、できるだけその日のうちに就寝するよう心がけてみましょう。

それが定着してリズムができてくると、スッキリ目覚められて体調も上向きになります。

・就寝直前の食事と入浴は避ける

寝る前ギリギリに食事をすると太りやすくなるといわれていますが、睡眠の質も低下するのでおすすめできません。

食事をするとグッと交感神経が上がります。その後、副交感神経に切り替わって消化吸収が行われるのですが、食後すぐに眠ってしまうと交感神経が優位なままになってしまいます。

交感神経が高い状態で就寝しても、なかなか寝つくことができません。寝床に入ってから寝つくまでの時間が短いほうが、眠りの質はよくなります。

また、寝入りばなはグーッと深い眠りに入り、その際に大量の成長ホルモンが分泌されます。交感神経が高いまま眠ると深い眠りに入れないため、疲労回復に役立つ成長ホルモンの恩恵にもあずかれなくなってしまうのです。

お風呂も眠る直前に入ってしまうと、寝つきが悪くなります。

寝ると寒くなると感じるように、人は眠る時、だいたい1度程度体温を下げていきます。しかし、入浴後は体が温かい状態が続き、体温がうまく下げられないので寝つけない、もしくは眠れたとしても眠りが浅くなるのです。

ぐっすり眠るためには、眠る1～2時間前ぐらいに入浴するのがよいでしょう。お風呂で上がった体温が自然と下がっていく頃なので、スムーズに眠れます。

ただし、入浴後テレビを見たりゲームをしたり、パソコンやスマホをいじったりして、強い光や刺激を受けるとせっかく入浴で副交感神経優位にしたのに、再び交感神経が上がって寝つきが悪くなるので注意。

入浴後は部屋をあまり明るくせず、テレビも消して、のんびり過ごしてください。

アルコールも眠りの質を低下させます。飲むと眠くなりますが、たびたび目が覚めてしまうように、眠りを浅くしてしまうのです。飲むとしても、できるだけ直前に飲むのは避け、適量を守りましょう。

緊張した時は深呼吸と笑いで副交感神経を上げる

仕事中など緊張や集中をし過ぎていると、交感神経が過剰になりやすく、体がこりやすくなります。そんな時は意識的に深呼吸をすると副交感神経を上げることができます。

ポイントは吐く息をできるだけ長くするということ。

鼻から息を吸い、口からできるだけ長く息を吐いてください。息を吐ききれば、意識しなくても吸うことはできるので、とにかく息を〝吐く〟ことに集中します。

仕事中などで集中し過ぎて呼吸が浅くなっている時や、リラックスしたい時などに取り入れてください。

同様に笑うことも副交感神経を上げて、心身をリラックスさせる効果があります。仕事の合間で楽しいことがない、笑っている状況ではないという場合は、口角を上げて微笑むだけで大丈夫です。

デスクワーク、とりわけパソコンをよく使う仕事の人は、長時間続けているとやはり首もこりやすくなります。定期的に休憩時間を設けて、目と体を休めるようにしてください。その際、「首こりほぐし」を部分的に取り入れたり、深呼吸や笑いを取り入れることで、格段に首がこりにくくなります。

自律神経が乱れている人は、免疫力が低下しやすいので、風邪もひきやすくなりますが、笑うと免疫力も高めることができます。

自律神経が乱れると便秘になり便秘を解消すれば自律神経も整う

胃腸が消化のために行うぜん動運動は、副交感神経が司っています。そのため仕事などでストレスがたまっていると便秘がちになってしまいます。

また、旅行で便がでにくくなるのも、ふだんとは違うトイレになる、枕が変わる、初めての場所で緊張するなど、知らず知らずの間に交感神経が優位になっているからです。

逆にぜん動運動が過剰になり過ぎて、下痢をしてしまう人もいます。会社や学校へ行こうとすると下痢をしてしまうというのはその典型的な例で、交感神経が優位になり過ぎることで腸が動き過ぎているのです。

つまり便秘や下痢を改善するには、自律神経を整える必要があるのですが、逆にいうと便秘や下痢を改善することでも自律神経にいい影響を与えることができます。

不溶性の食物繊維（ごぼうなどの野菜に多く含まれる）と水溶性の食物繊維（海藻類に多く含まれる）をバランスよくとる、乳酸菌といった善玉菌をとるといった基本栄養素のほか、善玉菌の活動を活発にするビタミンCや、腸に水分を集めてスルッとでやすくするマグネシウムをとるなど、腸にいい栄養素を継続してとるようにしてください。

特に善玉菌は寿命があまり長くないので、日々、補うことが大切です。

さらにウォーキングなどの運動をして腸に刺激を与えてください。ウォーキングは副交感神経を整える意味でも腸にいい運動です。

また、朝は体にとって排泄タイムですが、胃腸に刺激を与えないとでるものもでません。なるべく余裕を持って起き、朝食を食べてトイレタイムもとるようにしましょう。朝食を食べる時間がない人は、コップ1杯の水だけでも胃腸は反応しますので忘れずに飲んでください。

心地いいぐらいに体を温めると副交感神経が働きだす

冷えは交感神経を優位にすると説明したように、副交感神経を上げるためには体を温めるのが効果的です。体を温めるにはやはり入浴がベスト。40度前後のぬるめのお湯にゆっくりつかってください。

熱いお湯につかると交感神経が上がってしまうので逆効果です。

また、熱いお湯にさっとつかるだけでは体の芯まで温まりません。自律神経が乱れていると血のめぐりが悪くなり、内臓が冷えやすくなるため、入浴時にしっかり温めておかないと病気へとつながっていく可能性もあります。

お風呂で温められた血液が体の中を何周もめぐってはじめて、体は芯から温まります。そのため10分は湯ぶねにつかるようにしてください。

夏でも冷房で体が冷えやすいので、シャワーだけですませるのは賛成できません。また、入浴は体を温めるだけでなく、水圧によって血流をよくするといったマッサージ効果もあるので、入浴そのものがこり解消に役立つともいえるのです。

副交感神経を高め、筋肉をゆるめるために首をこまめに温めるのもおすすめです。ホットタオルなどを首の裏側に当てて温めてください。

蒸気で温める温熱シートや電子レンジで温めるカイロなどを利用して、会社で首を温めるのもよいでしょう。ただし、副交感神経が上がると眠くなるので注意。

逆に交感神経を上げてやる気をだしたいような時には、熱めのシャワーを浴びてみましょう。熱めのお湯と水を交互にかけるというのも効果的です。

寝起きが悪く、なかなか目が覚めないという人もスッキリ目が覚めて活動的になれます。

飲食するものでも体を温めることを心がける

冷たいものを食べたり飲んだりすると、体は内臓から冷えていきます。

本書でもワークを行った後は白湯を飲むことをすすめていますが、水分補給はできれば白湯のような温かいものを少しずつ飲むのがおすすめです。

また、東洋医学では食べ物によって体を冷やす性質のもの、温める性質のものがあると考えられています。物理的に冷やすものだけでなく、そういった冷やす性質のものをとり過ぎないように気をつけてください。

体を冷やす性質のものは果物やきゅうり、なすなど、木などに成る食べ物全般、牛乳・乳製品（チーズはのぞく）、酒類、香辛料全般。

香辛料は体を温めると勘違いされやすいのですが、インドやタイなど暑い地域でよく食べられるのは、発汗を促し体を冷やす作用があるからです。

コーヒーや緑茶などの飲み物、酢、精白糖などの調味料も体を冷やします。

体を温めるのは根菜や魚介類、肉類、卵など。調味料でいうとみそやしょう油は温めるほうに入ります。

また、一般的に暑い地域でとれるものは、体を冷やすものが多いといわれています。コーヒーなどはそのいい例といえます。ほかにもアボカドやバナナ、パイナップルなどは強く体を冷やします。

信じられない人もいるかもしれませんが、女子栄養大学と北里研究所が共同で行った実験では、健康な女子大生に5日間体を温める食品を3倍使った食事をとらせたところ、安静時の体温が高くなったり、冷えても体温が回復しやすくなったりしたそうです。

何事もバランスが大切なので、体を冷やす食品はとらないほうがいいというわけではありません。体を温める食品は意識的にとり、冷やすものは意識的に減らすということを心がけるだけで長期的に見れば体は全然違ってくるのです。

ちなみに体を温める食材の代表といわれているトウガラシとショウガですが、トウガラシは発汗を促し最終的には体を冷やしますが、ショウガは温めてくれます。ただし、ショウガは加熱してとらないと温め効果が低いので、調理して食べるようにしましょう。

ヨガなど深く呼吸をしながら行うスポーツを取り入れてみる

交感神経が優位になっている人は、ゆったりとした運動をするのもおすすめです。呼吸を意識しながら、ゆるやかに動くヨガは特におすすめ。森や公園、海辺など、自然の中で行うヨガのワークショップなどもあちこちで開かれているので参加してみてはいかがでしょうか。

手軽にできる運動でいうと、ウォーキングも副交感神経を上げるのに役立ちます。ポイントはできるだけリズミカルに歩くこと。セロトニンの分泌も高まり、精神的に安定していきます。

通勤時間などを利用してもよいですが、時間がある時はやはり、公園など自然が豊かな場所を歩くほうが効果的です。

もちろんヨガやウォーキングに限らず、スポーツなら何でもかまいません。多くの人は脳はたっぷり使ってクタクタなのに、体はなまけているというようなアンバランスな状態。運動をして体も使い、バランスをとるのはとてもよいことです。

バランス運動として手軽でおすすめなのは、バランスボールを使った運動です。座って軽く動くだけでも、心身のバランスを整えてくれます。

アスリートもバランスボールを使った運動をよく行うように、体幹を鍛える効果もあります。体幹とは胴体部分のことで、ここの筋肉がしっかり鍛えられていると、自然と姿勢がよくなりさまざまなこりや痛みを軽減できます。さらに体の歪《ゆが》みも解消できるので、こりや痛みが起こりにくい体になっていきます。

筋肉が広範囲で鍛えられることで基礎代謝も高まり、痩せやすくなるのでメタボ予防にも役立ちます。

この後でバランスボールを使った簡単な運動と注意点を紹介します。テレビを見ながらなどでよいので取り入れてみてください。

ランニングや球技など、しっかりとした運動をしたいという人は、もちろんそれでもかまいません。自律神経が乱れていると汗をかきづらくなるので、スポーツをしてたっぷり汗をかくということはとてもよいことです。

働いている人が平日に運動をしようとすると、どうしても夜になってしまいますが、激しい運動は交感神経を高めるので夜にはあまり向きません。夜行うのであればやはりゆるやかなウォーキングなど、ゆったりした運動にしましょう。

「ながら」で手軽にできるバランスボール運動

手軽な運動としておすすめのバランスボール。

転倒に注意すれば高齢の方でも簡単にできます。運動器官が衰えて転倒しやすい状態になってしまうロコモティブ・シンドロームを防ぐためにもおすすめです。

・危険なものはどかしておく

万が一、転倒してしまった時に家具の角などに頭をぶつけてしまうと危険です。また、後頭部をぶつけるのも危険なので、高齢の方はフローリングなど硬い床で行う場合は、後ろにブランケットなどを敷いておくと安心です。

・空気は目一杯入れない

空気をフルで入れてしまうと、弾力が強過ぎてはねた時に勢いがつき過ぎ、転倒しやすくなります。空気量の目安はバランスボールを手でつかめる程度。それで不安定だと感じる人はもっと空気を減らし、徐々に増やしていきましょう。

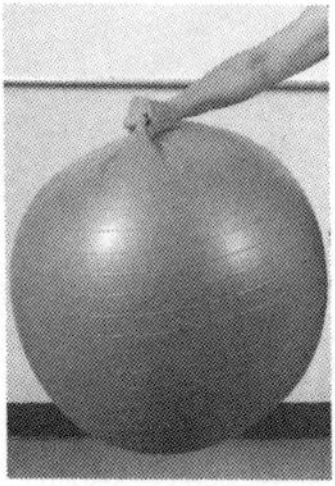

・はじめは座っているだけでもOK

座っているだけでも、座り姿勢を維持するために筋肉を使っているので、バランスボールに慣れるまでは座っているだけでもかまいません。

バランスボール運動

1 上下に弾む基本の動き

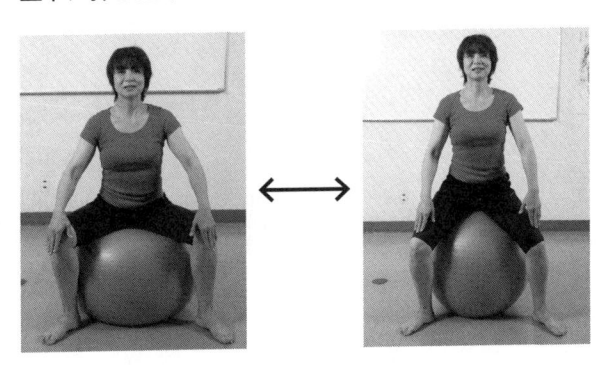

バランスボールの上でバウンドして、体を上下に動かします。

2 上半身を不規則に動かす

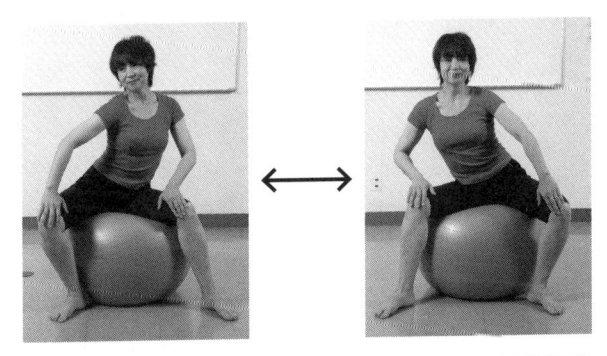

上下に動かすだけでは動きが規則的であまり効果がありません。**1**の動きに慣れたら、バウンドしながら上半身を左右、前後、斜めなど不規則に動かしましょう。

自律神経の第二の中枢、太《たい》陽《よう》神《しん》経《けい》叢《そう》を刺激する

自律神経の中枢は脳の視床下部ですが、そこが指令本部だとしたら、その指令を臓器という重要な器官に伝えるための中継地点になっているのが腹部にある**太陽神経叢**です。

神経叢というのは聞き慣れない言葉だと思います。叢はくさむらのことで、腸内細菌叢など、何かが集まっている状態に使われており、神経叢は神経細胞の集まりを意味しています。

太陽神経叢は腹圧がかかっているほうがよく働きます。腹圧というのは文字通りお腹にかかる圧力のことで、腹圧があるからこそ体がしっかり支えられ、腹腔にスペースが作られて内臓がきちんと働けるのですが、姿勢が悪いとうまく腹圧がかけられません。

姿勢が悪いと太陽神経叢、つまり自律神経がうまく働けないといえるのです。

自律神経の中でも以下のような内臓のトラブルが気になる人は、このあとから紹介する太陽神経叢を刺激するワークも取り入れてみましょう。

こんな人は太陽神経叢を刺激するワークがおすすめ。

- **よく胃もたれや胃痛が起こる**
- **食欲不振**
- **便秘がち**
- **よく下痢をする、または便秘をしたかと思うと下痢をする**
- **尿が近くなったり、でにくくなったりする**

太陽神経叢は交感神経系のため、眠る前や食後すぐは向きません。次ページのワークは食事前や起床後などに行いましょう。

太陽神経叢を刺激するワーク①

背面から太陽神経叢を刺激します。

仰向けになり背中の下にゴルフボールを置いて、体重をかけることで刺激。

2〜3回繰り返していくうちに、お腹がゴロゴロ鳴るなど、腸が動きだすのを実感できるでしょう。

1 背骨の横にゴルフボールを当てる

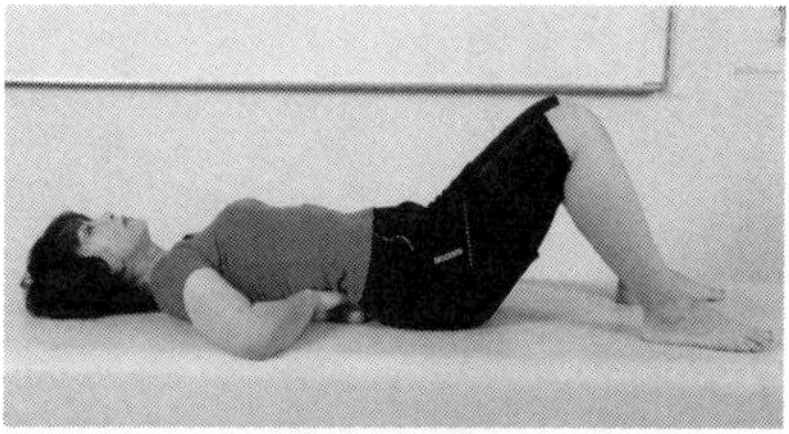

背骨の横にある脊柱《せきちゅう》起立筋《きりつきん》にゴルフボールを当て、体重をかけます。※写真ではゴルフボールを見せるために手を入れていますが、体重をかける時は手をはずしてゴルフボールに直接背中を当ててください。

↓

2 ボールの位置をズラす

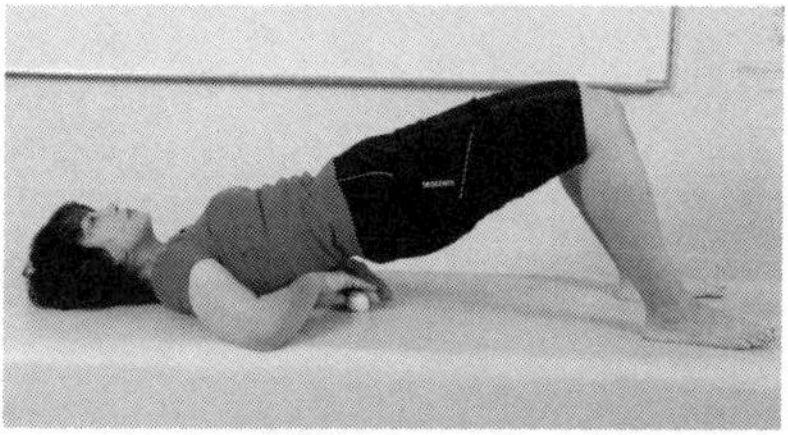

ゴルフボールの位置をズラします。手でズラしてもよいですが、できる人は芋虫のように体を動かして手を使わずにズラしていきましょう。このように上から下へ動かしたら、次は下から上へというように2〜3回繰り返したら、背骨をはさんで反対側も同様に行います。

太陽神経叢を刺激するワーク②

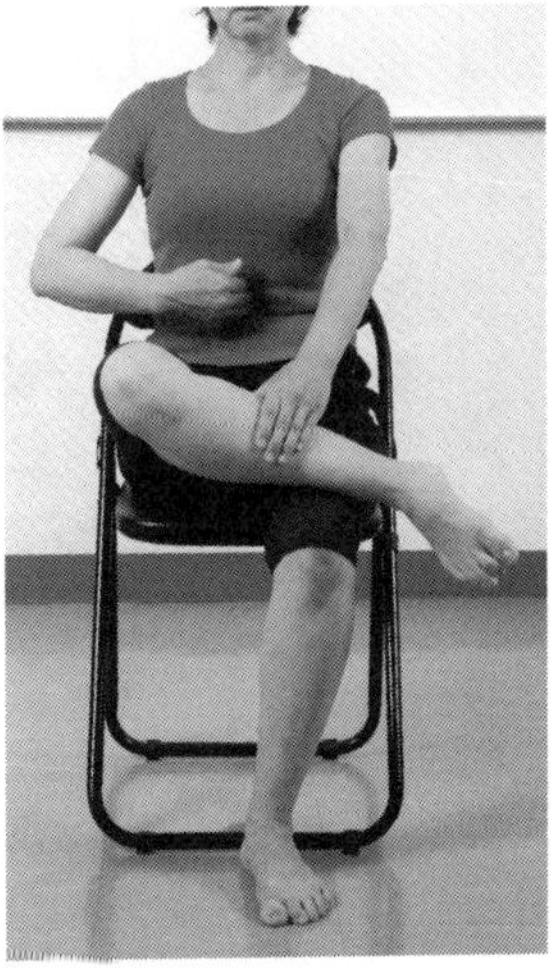

関連筋を押すことで太陽神経叢を刺激

太陽神経叢をダイレクトに刺激するワークです。みぞおちとおへその中間を押しながら、反対の手でふくらはぎをリズミカルにテンポよく40 ～ 80回指圧します。太陽神経叢は体深部にあるため、深めに押してください。

ゴルフボールを当てる場所

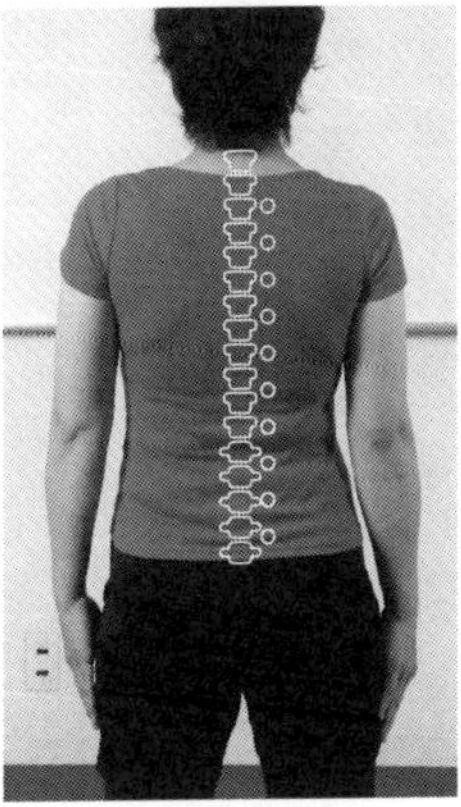

背骨から2～3センチ離れた場所。上記のような間隔で当てていきましょう。

骨盤の歪み矯正効果と深呼吸でしっかりケア

骨盤は1日の中でも開いたり閉じたりしており、さらに女性であれば生理周期によっても開いている時期、閉じている時期とがあります。

この骨盤の開閉を行っているのもやはり自律神経です。そのため自律神経が乱れると開閉がスムーズでなくなっていきます。

交感神経が強過ぎると骨盤は締まり過ぎてしまい、生理トラブルなどにもつながります。

また、骨盤は右側が副交感神経と、左側が交感神経と大きく関係しているといわれています。つまり、**骨盤の歪みは自律神経のアンバランスにもつながる**のです。

さらに**骨盤の歪みは背骨や首の骨にも影響するため、首を歪ませることでも自律神経のアンバランスを招いているとも考えられます。**

骨盤の開閉が大きく、また、妊娠・出産などでも骨盤が歪みやすい女性は、骨盤を整えることでも自律神経にアプローチしてみましょう。

次のページで骨盤を整えるワークを紹介しますが、ポイントは大きく腹式呼吸をしながら行うことです。腹式呼吸をすることで、即効的に自律神経を整えることもできます。

座りながら行うワークなので、仕事の休憩時間などに取り入れるのもおすすめです。

骨盤の歪みがとれると内臓の位置が正されて機能が高まって体調がよくなったり、内臓がよく動くことで基礎代謝が上がって痩せるといったメリットもあります。また、開きがちな人が骨盤を正すと、それだけでヒップが小さくなるなど、ボディラインも美しくなります。

また、ワークの際、骨盤底筋を意識することで、加齢とともに緩みがちな筋肉を強化して尿漏れなどのトラブルも防いでくれます。おしっこを途中で止めるような意識を持つと骨盤底筋が使われています。慣れたらこのような意識も取り入れて行うのもよいでしょう。

骨盤からアプローチするワーク

骨盤を整えながら、自律神経のバランスを調整するワークです。

背もたれはなくてもかまいませんので、**固定されているイス（車がついていないイス）で行いましょう**。

骨盤はそれほど大きく動くわけではありません。大きく動かそうと無理をしないように気をつけましょう。また、違和感や痛みを感じたら中止してください。

1 腸骨をつかんで仙腸《せんちょう》関節から動かす

骨盤の歪みを整えるには、骨盤の中央にある仙腸関節を動かす必要があります。しっかり動かせるように腸骨をつかんでワークを行います。腸骨は腰に張りでている骨。窪みに親指を入れるようにつかんでください。

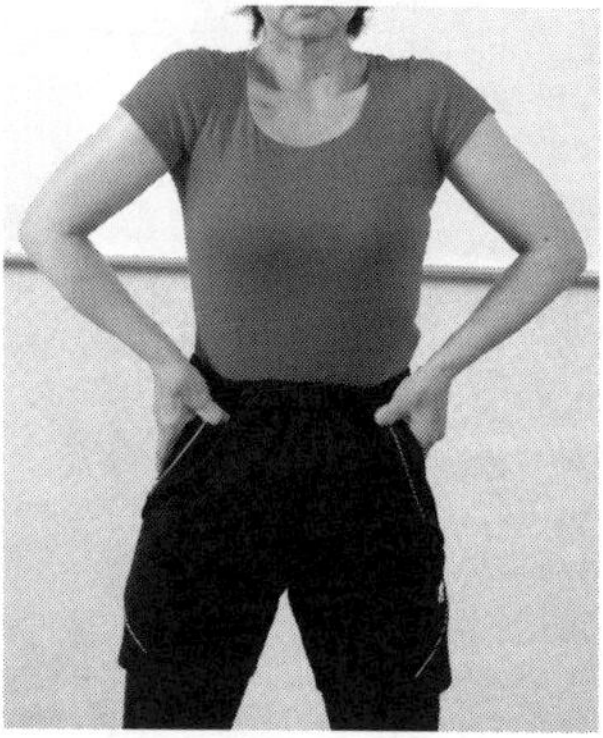

2 大きく息を吸いながら骨盤を起こす

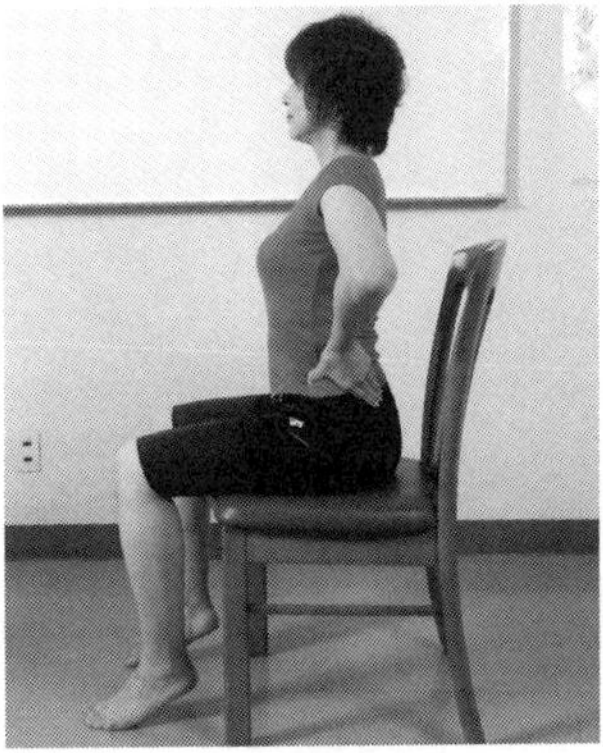

イスに浅く腰かけ、親指以外の指に力を入れて、骨盤を開くイメージで起こします。骨盤が起きると胸を張り少し腰が反るような姿勢になります。骨盤を起こす時は、お腹に空気が入るように深く息を吸います。

↕ 20～30回

3 息を吐ききりながら骨盤を寝かせる

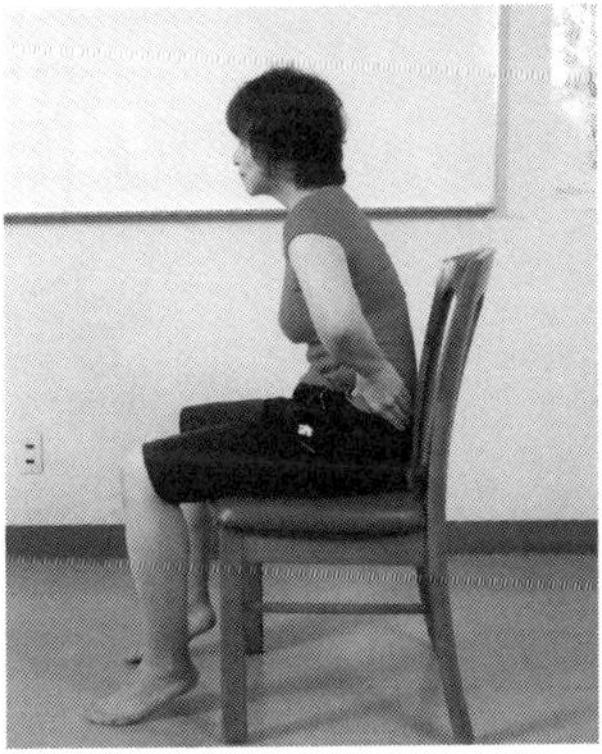

次は親指にギュッと力を入れて骨盤を寝かします。骨盤が寝ると、背中は丸まります。骨盤を寝かせる時は、お腹と背中がくっつくようなイメージで、息を吐ききります。**2**と**3**を1セットとし、20～30回行いましょう。

第7章

成功体験談「私も首をほぐして自律神経がよくなった！」

体験談

「筋肉ほぐし」によるギックリ腰の治療で、10年間苦しんだ自律神経失調症も改善

佐々木春子さん（56歳）

私は現在、一寛綜合治療院で整体師として働いていますが、以前は青坂一寛先生の患者のひとりでした。

私にとって青坂先生は自律神経失調症に苦しんだ日々から救ってくれただけでなく、新たな人生の目標と出会わせてくれた大恩人。大袈裟《おおげさ》ではなく、先生と出会って人生が変わったといっても過言ではないのです。

体に不調があらわれ始めたのは30代になったばかりの頃、出産がきっかけでした。子どもが重度のアレルギーだったこともあり、育児ノイローゼのような状態に陥って

しまったのです。

そうはいっても家庭の主婦として、母親として、ただ家で寝ているだけというわけにはいきません。でも外にでてもすぐにふらふらになってしまい、どこをどう歩いて帰ってきたのかも覚えていない。そのうち1時間も立っていられなくなり、食事を作ることもままならなくなって、ほとんど家をでず、床に伏せることが多くなっていきました。

もちろん病院にもかかりました。ところが内科であらゆる検査をしてもらっても、検査の結果は「異常なし」。動悸が激しく、診察を待つ間ですら座っていられなくてベッドで横になっているのに、担当の医師は「そんなことで死にはせん」とまともに話すら聞いてくれないのです。

これにはとてもショックを受けました。つらくてどうしようもないから病院に行ったというのに、まるで私が大袈裟に騒いでいるだけのように感じられ、医師に相談したことで、かえって気分が落ち込み症状が悪化してしまったほどです。病院では安定剤をだしてくれましたが、飲んでも少しもよくならず、もともと薬が合わない体質だったこともあり、飲むのを止めてしまいました。

40代までの10年間はほとんど寝たり起きたりの生活を送っていたのですが、40歳を境に少しずつ動けるようになり、体力をつけようとしていた矢先、今度はぎっくり腰に見舞われてしまいました。そこで知人がいい整体があると紹介してくれたのが、青坂先生の一寛綜合治療院でした。

はじめて青坂先生の治療を受けた時の衝撃は忘れられません。痛む腰を直接もんだりマッサージするのではなく、足など体のほかの部分をもむだけ。腰は手を当てているだけなのです。ところが、最初こそ手を当てただけでも痛かった腰が、みるみる軽くなっていくではないですか。これが私と「筋肉ほぐし」との出会いでした。

それからしばらく治療を続けたところ、腰の痛みが消えただけでなく、あれだけ長い間苦しみ続け、何をしてもよくならなかった自律神経失調症の症状まで軽くなってしまったのです。

すっかり元気を取り戻した私は、「筋肉ほぐし」そのものに興味を抱くようになっていきました。妊娠を機に辞めてしまいましたが、もともと看護師をしていたので体のことは多少知識があります。すぐにこれは他にはない療法だとピンと来ました。

　青坂先生は現在でこそたくさんの門下生を輩出されていますが、当時はまだ人には教えてはいませんでした。ところが私がこわごわ「筋肉ほぐしを勉強したい」と申しでると、「私の施術を見て勝手に覚えるならいいですよ」とおっしゃって、長年かけて開発した先生の技術を惜しげもなく教えてくださったのです。

　それからは先生の助手として無我夢中で経験を積んでいったのですが、「筋肉ほぐし」を学ぶ過程で、あれほどつらかった日々が嘘《うそ》のように、どんどん健康になっていったのには改めて驚きました。

　そうして健康で動けることに喜びを感じ始めていた頃、また「筋肉ほぐし」の奥深さに触れる出来事がありました。不注意から、転んで左のわき腹を強打してしまい、翌朝は寝返りも打てず、息をするのも苦しいほどの肋骨《ろっこつ》の痛みに襲われたのです。「骨折したのかもしれない」と不安になり、病院に駆け込んだところ骨には異常がなく、肋軟骨（肋骨と胸骨をつなぐ軟骨）を少し痛めているかもしれないということで、肋骨を保護するコルセットをいただいていったんは帰りました。

相変わらず痛みがひどかったため、このことを青坂先生に話すと、「肋間神経痛かもしれないから手を見せてみて」といわれたのです。

「筋肉ほぐし」についてはだいぶ理解していたつもりでしたが、肋骨に痛みがでているのに手をだしてといわれると、やはり不思議な気持ちになります。ところが青坂先生が手の平を2~3回もんだだけで、肋骨の痛みがスーッと軽くなり、息も深く吸えるようになったのです。ギックリ腰で最初に診ていただいた時に感じた、魔法のような感覚を再び味わい、「筋肉ほぐし」への信頼がさらに強まった瞬間でした。

こりや痛みを取り去るだけでない全身の不調が改善していく「筋肉ほぐし」

おかげさまで整体師として随分経験を積ませてもらってきましたが、いまだに青坂先生の開発された「筋肉ほぐし」の効果の高さを実感する日々です。

「筋肉ほぐし」はその名の通り、こりや痛みのある場所を、関連する筋肉にアプローチすることでほぐしていく療法ですが、単にこりや痛みを取り去るだけでなく、体中の筋肉をゆるめ血流を正常に促すことで、あらゆる不調が改善されていくことに、本当の素晴らしさがあると思っています。

私自身もギックリ腰の治療で通ううちに、重度の自律神経失調症がすっかりよくなりましたし、青坂先生ご自身も糖尿病やうつ病を「筋肉ほぐし」と「足裏ほぐし」で克服されています。効果のほどは自分の体で実証済みですが、なにより西洋医学では「病気」と見なされない、でも本人にとってはとてもつらい不調に悩むすべての人にとって、この「筋肉ほぐし」は大きな救いになるはずです。

青坂先生の域にはまだなかなか到達できませんが、「筋肉ほぐし」に助けられた一人として、これからもさまざまな不調に苦しんでいる方の手助けをしていけたらと思っています。

体験談

5年以上続いていた自律神経失調から回復

柴田健斗さん（24歳）

高校生の頃、とてもショックな事件があり、それをきっかけに学校に行くことができなくなってしまいました。

今思えば、ストレスがあるとお腹をこわしてしまったり、元々自律神経が強いほうではありませんでした。

それに加えその事件はそれまでになく心身にダメージを与え、急激に落ち込んでいってしまったのです。

学校にも行かなくなり、家にひきこもり、ネットゲームばかりをやる日々が始まりました。そうなると気分がさらに落ち込み、いわゆるうつの状態になったり、一転、興奮状態が続くそう状態になったり。

病院に行き統合失調症という診断を受け、投薬治療が始まりましたが、目覚ましくよくなるということはありませんでした。

私の場合は過眠がひどく、毎日10～16時間は眠っていました。それだけ眠っても、起きたら心身がすっきりしているというわけでもなく、1～2時間は頭が働かず、気分も最悪で、学校など行けるはずもありません。

しかし、そんな自分と少しずつ向き合い、18歳で高校に復帰することができました。高卒認定試験には合格していたので、改めて通う必要はなかったのですが、ちゃんと卒業したいという思いがあったのです。

とはいえ朝は相変わらず普通に起きることはできず、通信制のある高校だったのでどうにか卒業できた状態でした。

20歳で卒業し、それからしばらくその後の人生について色々と悩みましたが、一貫して人を助ける仕事、人とつながりのある仕事をしたいという思いは強く持っていました。

人を助ける仕事につきたいと、青坂先生の学校へ

そんな時、青坂先生の整体の学校をインターネットで見つけ、興味を持ちました。内容もさることながら、当時は費用が安くて短期間で習得できそうだという点に惹《ひ》かれたというのが正直なところです。

しかし、入学してみるとメソッドの素晴らしさ、青坂先生をはじめいらっしゃる方々の人柄、何もかもに引き込まれていきました。

相変わらず朝、起きられない自分のために、青坂先生が情報を集め、海に発泡スチロールを浮かべてサーフィンのように乗るというワークを一緒に行ってくれたり、それを手軽に行えるようにと本書でも紹介されているバランスボールのワークを考案してくださったり。

同時に先生の整体を受けながら、「首こりほぐし」を行い、首を中心とした全身のこりをほぐしていくことで、みるみる体調が上向いていきました。

成人してからも時々、ひどく気分が落ち込むようなこともあったのですが、そうい

ったこともなくなりました。

以前は起きられないだけでなく、なかなか寝つけない、眠っても途中で目が覚めるなど、さまざまな睡眠障害があったのですが、それが全部よくなりました。今は体をよく使うこともあり、夜は帰宅後すぐに眠くなってしまうほどですし、朝も目覚ましが鳴る前にフッと起きられるのです。

自分自身がそのように救われたので、私も青坂先生のような治療者になりたいという大きな目標ができました。

そういった前向きな目標を持つことができたのも体を整えてもらったおかげですし、前向きな目標を持つことで、さらに、心身の状態がよくなっているということも実感しています。

現在、私は整体師として働いています。患者さんには気分が落ち込んで、体もこりかたまっている人がたくさんいらっしゃいます。

そういう人達は痛みがあることで、人への当たりが強くなり、そのせいで周りの人からも強い反応を返されて気分が落ち込むという負のスパイラルに落ち込んでいるケースがたくさんあるように感じます。

そういった人の気持ちがよくわかり、寄り添ってあげられることで、自分自身が病に苦しんだ数年間も無駄ではなかったと感じています。

今、もしも外にでられない程の不調で苦しんでいる人がいたら、ぜひ、青坂先生のワークを実践してほしいと強く願います。

体験談 何十年も続いた慢性的なこりがなくなり悩んでいた頭痛も起こらなくなった

N・Wさん（48歳）

パソコンをよく使う仕事柄、元々首や肩は慢性的にこっていました。それに加え、交通事故に遭い、腕のつけ根を複雑骨折してからは一層こりがひどくなってしまいました。

時折、四十肩のようになり、起き上がれなくなってしまったり、こりがひど過ぎて吐きそうになることもありました。

また、ひどい頭痛が起こるようになったり、大量に手汗をかくようになるなど、さまざまな不調が起こるようになっていったのです。

同時に体は冷えているのに顔だけやけにほてるという、冷えのぼせも起こるようになりました。それまでまったく更年期の症状はなかったのに、本当に突然でした。

どうにかしたいとマッサージを受けたり、整形外科を受診したり、自分でもさまざまな体操などを試してみましたが、一瞬ほぐれたように感じるだけですぐにこりは元に戻ってしまい、不調もよくなりません。

結局、こりも不調もよくなることはないのかなと半ば諦め、プライベートではほとんど出かけることもなくなっていきました。

「首こりほぐし」1回で首がすんなり回るように！

そんな折、青坂先生の評判を聞き、施術をお願いしたのです。とはいえ、どうせ今回もダメなんだろうと、あまり期待していなかったのですが、本当に1回で首や肩が軽くなったのです。

それまではつねに振り返るのもつらいほど首が回らず、動かすとギシギシいっていたのですが、それもすんなり回るようになり驚きました。

肩も骨折の影響もあり片腕はあまり上がらなかったのが、反対側の手と同じぐらい上げられるようになっていました。骨折が直接的な原因ではなく、骨折が原因でこりがひどくなっていたことが可動域を狭めていたようです。

もちろん1回の施術だけでは、また時間が経つとこりが戻ってきてしまうのですが、そんな時も、教えていただいた「首こりほぐし」を行うと、また軽い状態に戻すことができるのです。

「首こりほぐし」は、工程が多く、時間もかかるので、はじめはちょっと面倒だなと感じたのですが、やり終えると本当に整体を受けたあとのようにスッキリするので、まったく苦ではなくなりました。

慣れてくると体が覚えているので、特に考えなくてもステップが追えるようになり、テレビを観ながらとかお風呂に入りながらできるようになります。

忙しい時は指先をもむとか、気持ちいいものだけをピックアップして行っているだけですが、それでも前のように強くこってしまうことはなくなりました。

今では頭痛が起きることはほとんどなく、冷えのぼせもおさまってしまいました。

それればかりか、寝起きの悪さや、仕事中の強い眠気など、こりや自律神経とは関係ないと思っていたトラブルまで改善していったのは驚きでした。

不規則な仕事なので、周囲にもしつこいこりに悩んでいる人がたくさんいます。そんな人に「首こりほぐし」を教えてあげると、最初は時間がかかることに不満顔なのですが、最後まで終わると一様に効果に驚きます。

寝つきが悪くて、お酒を飲まなければ眠れないといっていた友人も、「首こりほぐし」を覚えてからはお酒がなくてもすんなり眠れるようになったそうです。

電車に乗っている時などに、不調の話をしている人を見ると、まったく知らない人なのに「首こりほぐし」のことを教えてあげたくてたまらなくなります（笑）。

体験談

気分の落ち込み、不眠、動悸……自律神経失調症が１～２ヶ月で改善

足立好貞さん（55歳）

私は約30年、精神科の看護師として病院に勤務してきました。元々人と接することが好きで、誰かの役に立てることが嬉しい性分なので、仕事にはやり甲斐《がい》を感じていました。

しかし、ある程度快方に向かった患者さんは、どんどんと自宅療養させていくという厚生労働省の方針転換などがあり、まだ治療が必要な患者さんを退院させなければいけないということにストレスを感じるようになっていきました。

患者さんは若い方なら「自分も仕事をして稼げるようになりたい」ひいては「いつかは結婚したい」という希望を持っています。患者さんにとっては、そこまでいくこ

とが社会復帰なのです。しかし、厚生労働省では自宅から病院へ通えるになることでもう社会復帰とみなしてしまうんですね。

「もう少ししっかり治療を続けていれば、もっとよくなったはずなのに」そんな患者さんを見るにつけ、気分はどんどんと落ち込むようになっていきました。

そんな折、妻が亡くなり、落ち込みがひどくなりました。たった一度の人生にもかかわらず、家事をし、パートをし、家族のために働いて、自分の楽しみの時間を持つ前に亡くなってしまったのです。

気分の落ち込みに加えて動悸、不眠といった症状が強くなっていきました。ついには毎日2時間程度しか眠れなくなってしまったのですが、精神科の治療というのは薬漬けだということもわかっていましたから、西洋医学に頼るという気にもなれませんでした。

そんな折、新聞で青坂先生の整体の学校のことを知り、看護師としての限界を感じていましたので、仕事を辞めて通おうと決意しました。

しかし、通い始めたものの、仕事は辞めてしまっているわけで、今度は経済的な不安により気分が落ち込むようになりました。本当に自分の判断は正しかったのか、わからなくなってしまった時期もありました。

１～２ヶ月でつらい症状がほとんど消滅

ところが学校で実技を習う際、青坂先生に整体を施してもらうようになってからは、どんどん体調がよくなり、２ヶ月を過ぎるころにはほとんどの症状がなくなっていたのです。

首や肩などコチコチにこり固まっていた体が、血行がよくなることでやわらかくなっていくと、心も軽くなるのが実感できます。

体調がよくなったことで、気持ちも前向きになりました。今は独立させていただき、訪問看護の仕事をしながら整体を生業にしていますが、人の役に立てるということでとてもやり甲斐を感じています。

最近はうつ病になる人が増えているといいますが、整体の患者さんにもうつ傾向にある方が多くいらっしゃいます。そういう方は、かつての私のように全身がコチコチに固まっており、特に、首や肩のこりは尋常ではありません。

あまりにも固まってしまっていると、1回の施術でほぐしきることができず、何回も通っていただかなければいけなくなります。そうすると患者さんに金銭的な負担をかけてしまうことが心苦しいのですが、今回、青坂先生が考案されたこの「首こりほぐし」を自宅でやってもらうことで、通っていただく回数が減らせますし、何より早くよくなるので嬉しく思っています。

病院の看護師だった時と違い、整体師である今は、患者さんが望めばとことんよくなるまでケアをさせていただくことができます。それがとても嬉しく、私のエネルギーになっています。

いつかは自分の整体の店を開いて、不調に苦しんでいる方々がいつでも頼れるような、駆け込み寺のような存在になりたいという夢を持っています。

このように前向きに生き、夢が持てるようになったのも、すべて体調がよくなったおかげであり、青坂先生のおかげであると感謝しています。

体験談

2年間悩んでいた耳鳴りが2回の整体でぴったり治まりました

H・Iさん（61歳）

うちには田んぼがありお米を作っているため、稲刈りや田植えの時期はとっても忙しくなります。

おまけに我が家には少し認知機能が衰えてきたおばあさんと、90歳過ぎのおじいさんがいるため、田んぼが忙しいからといってお世話を休むわけにもいかないので、その時期は本当に慌ただしいのです。

2年ぐらい前から、そのような忙しい時期になると、仕事のあとに耳鳴りがするようになりました。

症状がではじめた頃は耳鼻科に行けば症状がおさまっていたのですが、どんどんとひどくなり、耳鼻科に行ってもあまりよくならなくなっていったのです。

そんな折、子供から「孫を連れて同居したい」という連絡がきました。それがとてもショックで……。これ以上、面倒を見る人が増えるのかと思うと、これまでにも増して重くストレスがのしかかってきたのです。

すると以前にも増して耳鳴りがひどくなってしまいました。

耳鳴りがするのは片耳だけなのですが、気になって気になって。気にしないようにしていても、神経が耳鳴りにばかり集中してしまうのです。

寝ていても気になるので、とろとろとずっと夢を見ているような、眠ったか眠っていないのかわからないような、浅い眠りになってしまいました。

半年もそんな状態が続いたでしょうか、疲れが慢性的になり、肩こりもますますひどくなってとても憂うつな毎日に、終止符が打たれる日がきたのです。

耳鳴りがおさまり心まで軽く！

このままでは倒れてしまう、どうにかしなければと健康体操に参加するようになり、それで少しよくなったのですが、耳鳴りがおさまるまではいきません。

そこでこりほぐしの整体を受け、首もほぐしていただいたところ、1回で嘘のように耳鳴りが軽くなったのです！

正直、びっくりしました。時間が経てば戻ってしまうのかなと心配にもなりましたが、そのよい状態が続いて嬉しくなり、1週間後再度整体を受けたら治ってしまったんです！

耳鳴りがなくなったことでまた眠れるようになり、体調が上向き、子供家族との同居も楽しめるようになりました。

忙しくなるとたまに耳鳴りがすることがありますが、短期間でよくなります。

もしひどくなっても治せることがわかったことで、ストレスが減ったこともよかったのだと思っています。

おわりに

最後まで読んでいただき、ありがとうございました。

「首こりほぐし」は実践していただけたでしょうか?

私が行っている整体は、アメリカで考案され日本で発展した二点療法を、自分自身で長い年月をかけて発展させてきたオリジナルです。

手前味噌になりますが、この整体は痛みもなく、しつこいこりを効率よくほぐして、いち早く結果をだすことができます。

私自身が長年、数々の不調と闘ってきた経験から、早くすっきり改善するということにこだわった成果でもあります。

本書の「首こりほぐし」も、セルフケアでありながら、プロの施術者が行う手技にも劣らないほどの効果にこだわり考案しました。

自律神経失調症はさまざまな不調を起こしますが、その多くは人から理解